ガンにならない沖縄ごはん

カンタン薬膳みその作り方

琉球大学名誉教授・医学博士
伊藤　悦男
食育研究家・薬膳みそマイスター認定人
知念美智子
共著

Okinawa Slow Food & Slow Life

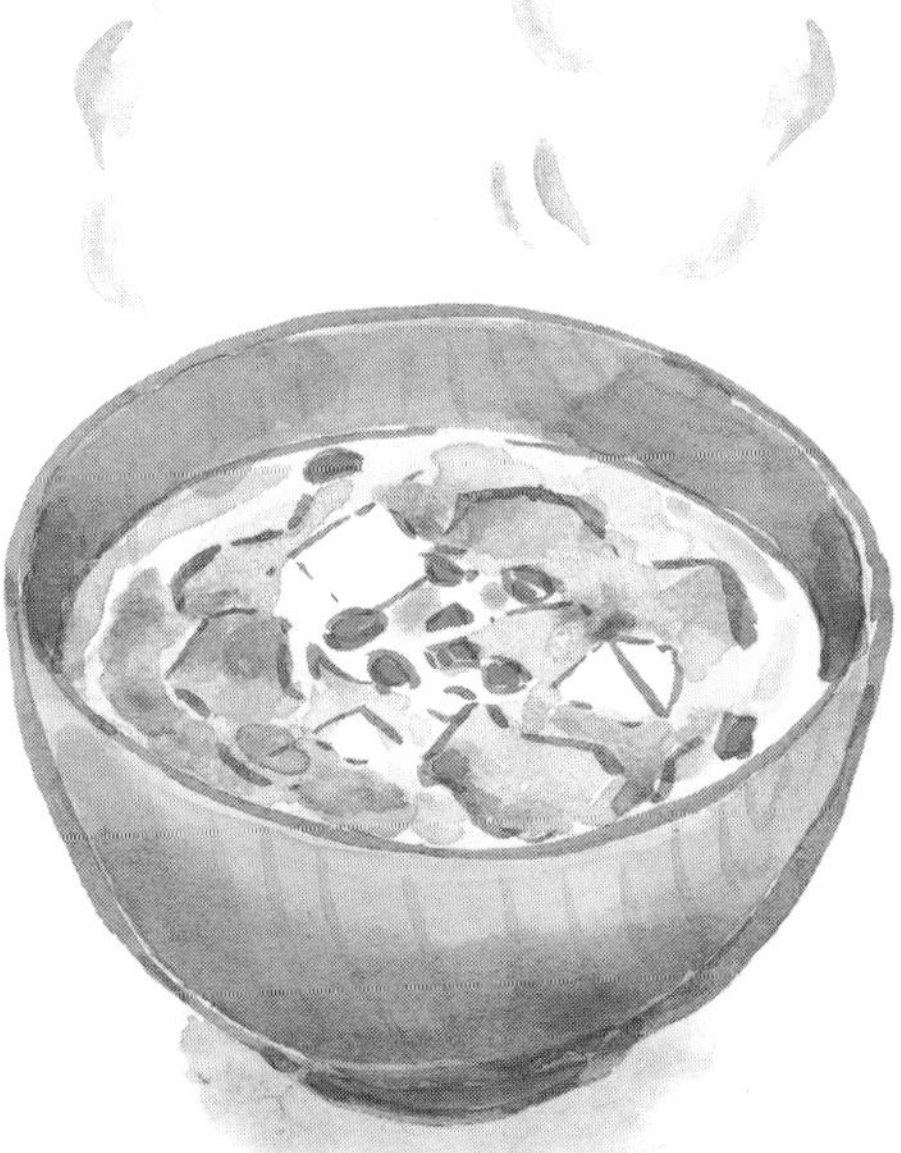

現代書林

はじめに――私が〝薬膳みそ〟をおススメする理由

琉球大学名誉教授・医学博士　伊藤悦男

日本が誇るスローフード〝味噌〟

近年、老若男女を問わず、〝健康〟、特に〝食〟について関心が高まっています。その代表格と言えるのが、スローフード運動でしょう。〝スローフード〟とは、ファーストフードの反対語。「早い、安い、世界中のどこで食べても画一の味」のファーストフードに対し、スローフードは土地の素材を生かした手作りの味、古くから郷土に根づいた伝統食を意味します。イタリアのブラという片田舎からスタートしたこの運動は、今や世界的な食の潮流となりました。

日本にもさまざまなスローフードがありますが、中でも注目を浴びているのが〝味噌〟です。ご存知の通り、味噌は世界に誇る日本の発酵食品。じっくりと伝統的な手法で作られた味噌は、最近話題のアミノ酸や乳酸菌、酵素などを多く含んでいる、非常に優れた調味料です。最近では、日本やアジアだけでなくヨーロッパやアメリカなどにも健康食品として喜ばれていると聞きます。

さて、本書でご紹介する〝味噌〟は、その中でも、私が知る限り最高の手作り味噌です。おいしくて、カンタンに作れるうえ、ガン罹患中の方にもガンを予防したい方にも効果的な「ガン抑制作用」を持っている味噌。長年、ガン細胞に対する食物の作用機序を研究してきた私にとって、この味噌との出会いは巡り合わせとしか思えない出来事でした。

この味噌を考案したのは、沖縄県沖縄市にお住まいの知念美智子さんです。知念さんは主婦業のかたわら、24年前から料理教室を開いていらっしゃいます。

知念さんと私が本書を上梓することになった経緯について、ここで少しお話しましょう。

〝薬膳みそ〟の作者・知念さんとの出会いから

知念さんと私の出会いは、正真正銘の偶然でした。

平成15年12月、私は那覇市内産業支援センターで日曜発明教室に出席しました。この催しは福島特許事務所の主催、発明協会沖縄県支部の協賛によって毎月1回開かれるもので、同特許事務所を通して特許申請を完了させた新しい技術が、申請者の発表という形で会員に紹介されています。私も一参加者としてよくお邪魔するのですが、その時の発表者の1人が知念さんでした。

知念さんが特許を申請された物件は『味噌の製造方法』という名称でした。味噌作りはとても手間がかかり、シロウトが作ってみようとすると失敗しやすいものです。しかし、知念さんの方法を用いると誰でも簡単に、失敗なく作れるとのことでした。「いったい、どんなコツがあるのだろう?」と、私も知念さんによる手作り味噌の作り方のデモンストレーションを興味津々で拝見しました。

ところが味噌の〝作り方〟もさることながら、私はその味噌の〝内容〟にド肝を抜かれました。知念さん考案の味噌は、麹の原料として〝玄米〟と〝ハト麦〟を使っていたのです。

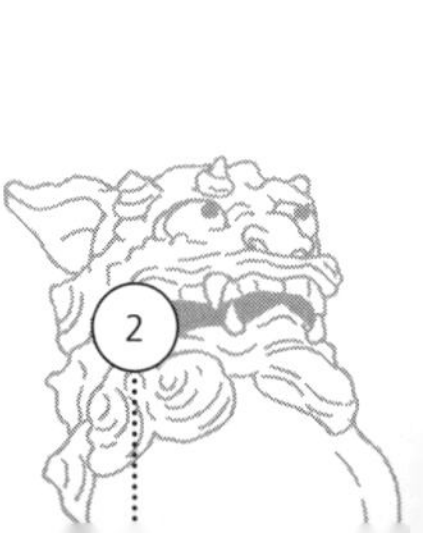

前述の通り私は、ガン細胞に対する食物の作用機序を研究してきました。簡単に言うと、どんな食物に含まれるどのような成分が、ガンを治したり予防したりするかを調べる研究です。

鳥取大学医学部から琉球大学に赴任したのは昭和47（１９７２）年のこと。ちょうど沖縄が本土復帰を果たし、それに伴い琉球大学が琉球政府立から国立大学になった年です。その時から食物の抗ガン成分についての研究を始めましたから、今年でもう32年になります。

中でも琉球大学医学部を定年退官するまで続けていたのが、「各種穀物および玄米に含まれている抗ガン成分」というテーマの研究です。

穀物にはそれぞれ、各種の抗ガン成分が含まれています。特にハト麦は、昔からよく知られている抗ガン性物質の１つの〝脂肪酸エステル〟が豊富に含まれています。また、玄米には免疫機能を高める多糖類のグルカンや、ガン細胞のエネルギー代謝の過程に作用して細胞死を促す成分が存在します。詳しい内容はＰＡＲＴ３で改めて述べますが、そのようなことを証明したのが私の長年の研究成果でした。

知念さんの手作り味噌はそんな玄米とハト麦を原料とし、さらに、ガン細胞の増殖を抑制するゴマまで用いていました。しかも味噌は、広島大学原爆放射能医学研究所によってガン予防効果や肝臓ガン抑制作用を指摘されています。

私は驚きと、ある種の胸騒ぎを覚えました。

「何ということだろう。私の穀物中の抗ガン成分の研究内容が、今、目の前で、実際の食品を通して具現化されている！」

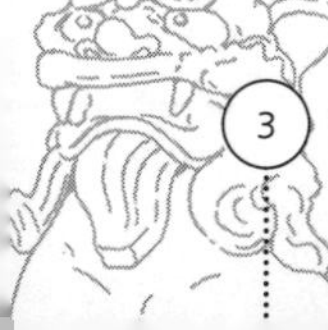

今思えば急に頭に血が上ったような、滅多にないほどの興奮を感じた気がします。というのも、私の研究成果は1度は日の目を見そうになりながら、その後ずっと私の頭だけにしまい込まれていたからです。

「知念さん、これこそガンに効く味噌ですよ！」

先ほど触れた「各種穀物および玄米に含まれる成分」の研究の結果、私は新しい作用機序によってガン細胞の増殖を抑え、ガン細胞の細胞死（アポトーシス）を促すことができる事実を発見しました。まだ世界的にも知られていない作用機序であったため、国内のみならず国際特許も取得したのです。

その抗ガン成分は1度、ガンの治療薬として開発が進められました。ところが折悪しくバブル崩壊に見舞われ、共同開発に参加していた企業が2社とも厳しい経済環境に陥ってしまいました。そのうえ当時の厚生省（現・厚生労働省）が「これまでの抗ガン剤のカテゴリーに入らない作用機序の抗ガン剤は、（抗ガン剤としての）申請を認めることができない」という方針であったため、状況と照らし合わせて製品開発を中止せざるを得なくなったのです。

しかし、医薬として開発することだけが、研究成果を社会に役立たせる道ではありません。抗ガン成分の多い食品である事実を世間の人々に伝え、毎日の家庭の食卓で生かしてもらうことができれば、私の研究は大きな意義を持つはずです。薬にするとどうしても高価になりますから、玄米やハト麦という原材料のままの摂取を奨励するのは、むしろ経済的で有用な方向性とも言えます。

ただ問題は、玄米やハト麦などをどのようにおすすめすればいいかということです。特に玄米は抗ガン成分を十分に摂取しようと思うと、単に炊いて食べるだけでは充分ではありません。もっと高熱・高圧で調理するほうが望ましいのです。

　知念さんの手作り味噌は玄米を圧力鍋で高熱処理しますので、その点においても、私の考える玄米の有効な調理法にぴったりマッチします。また、ハト麦は玄米に比べると料理方法のバリエーションが少ないのが難点ですが、味噌に加工すれば毎日、食べ方に頭を悩ませることなく摂取できます。

　そのうえ知念さんの手作り味噌には、ゴマも使われています。ゴマはすでに多くの研究者によって、ゴマリグナンという抗酸化物質が抗ガン作用を持っていることを証明された食品です。しかも味噌はガン抑制作用の強い大豆発酵食品ですから、これ以上の組み合わせはないほど理想的な抗ガン食品と言えます。

「玄米とハト麦の理想的な調理法がここにある！」と瞬時に悟った私は、発表を終えた直後の知念さんのもとへ迷うことなく歩み寄りました。

「知念さん、これこそガンに効く味噌ですよ！」

　そう声をかけて玄米とハト麦の抗ガン成分について説明をすると、知念さんはとても熱心に聞いてくださいました。そして、

「玄米とハト麦にそんな素晴らしい効果があるなんて……。しかも30年以上も前から証明されていたのですか？　味噌は毎日食べるものだから、私は『できるだけ体に良い材料で作りたいなぁ』と思って玄米とハト麦を使ってみただけなんです。お話を聞いて、私も体が震えてしまいますよ！」

　と、大変に興奮した様子でした。

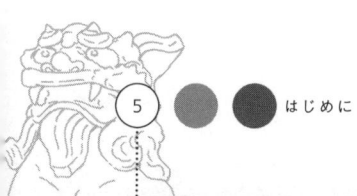

知念さんはもともと「体に良い食材を使った手作り味噌を」と考えてこれを生み出されたそうです。考案した24年前から数えると、なんとすでに沖縄の主婦の皆さん延べ７万人にレシピを伝授されたと聞きます。

「ガンに効く手作り味噌をもっともっとたくさんの人に、２人で広く伝えていきましょう」

知念さんと私はそう誓い合ったのでした。

本書を出版するにあたり、私はこの手作り味噌を〝薬膳みそ〟と呼ぶことにしました。〝薬膳〟とは、ご存知の通り生薬や漢方薬を取り入れた食事のことを意味しますが、このお味噌はまさにその通りだと言えますし、またその薬効は「抗ガン」であると言えます。このお味噌がガンの改善や予防に効くという、私の確信の表れと受けとめてくださってかまいません。この味噌を１日20g、仮に味噌汁なら１日１杯を毎日飲み続ければ、確実なガン抑制効果を期待できます。

ガンは１９８１年以降、日本人の死因のトップを走り続けています。摘出手術や化学療法、放射線療法など、ガン治療はその需要に応じて進歩してきました。早期発見、早期治療が最も有効なだけに、画期的な診断法が続々と登場しているのも心強いことです。しかし、それでもなおガンは一向に減少せず、現代人にとって最も恐ろしい病気であり続けているのです。

ガンをはじめとする生活習慣病は名前のとおり、その人の生活習慣と深い関わりを持っています。中でも大きな割合を占めるのは食生活です。私は長い間、「ガンに効く食事とはどういうものだろう?」と考えてきました。その答えの１つを、この〝薬膳みそ〟で得ることができました。

長寿国ニッポンの中でも、元気で長生きのお年寄りが多い地域として以前から名高く、現在も、健康維持・増進のための食生活を大切に考えている人々が多い沖縄。知念さんの手作り味噌は、そうした土地柄が生み、育んだ〝沖縄の新しい伝統食〟と言ってもいいのではないでしょうか。

かつては熟練の技と面倒な手間を要すると言われた味噌作りですが、知念さんの手法を憶えれば誰でも簡単に、失敗なく作ることができます。私はガンに強い体を作る一助として、〝薬膳みそ〟が皆さんの食生活に生かされることを願ってやみません。

もちろんガンの改善・予防だけでなく、健康作りに役立つ栄養素がぎっしり詰まった〝健康食品〟でもあります。お子さんからお年寄りまで、毎日の食卓でおいしく味わっていただきたいと思います。

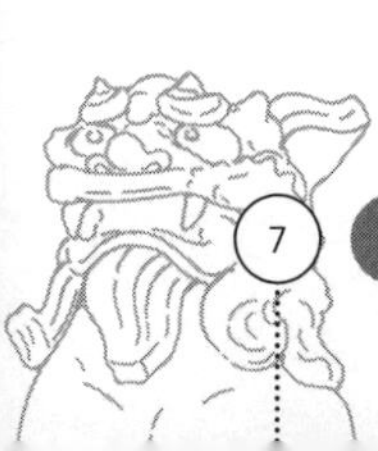

CONTENS

PART 1 知念さんのとっておき！ 失敗しない薬膳みその作り方

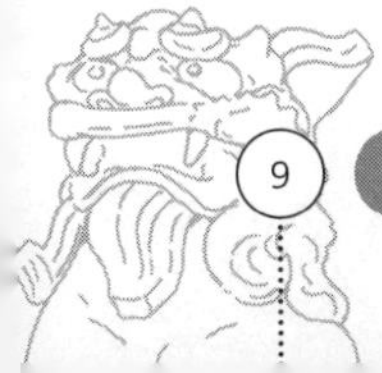

PART 2

お味噌を毎日食べましょう！ お役立ちレシピ集

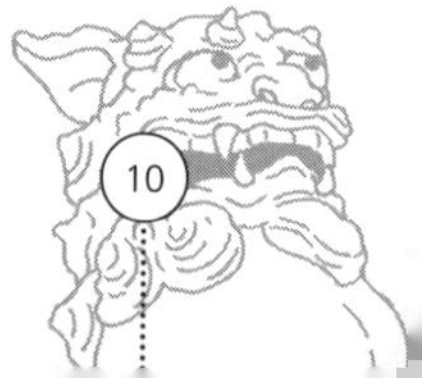

❷カンタン！ お味噌のおかずレシピ

❸デザートにもお味噌を

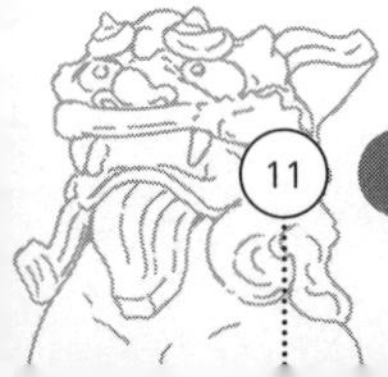

PART 3

薬膳みそがどうして素晴らしいのかお話ししましょう

Okinawa Slow Food & Slow Life

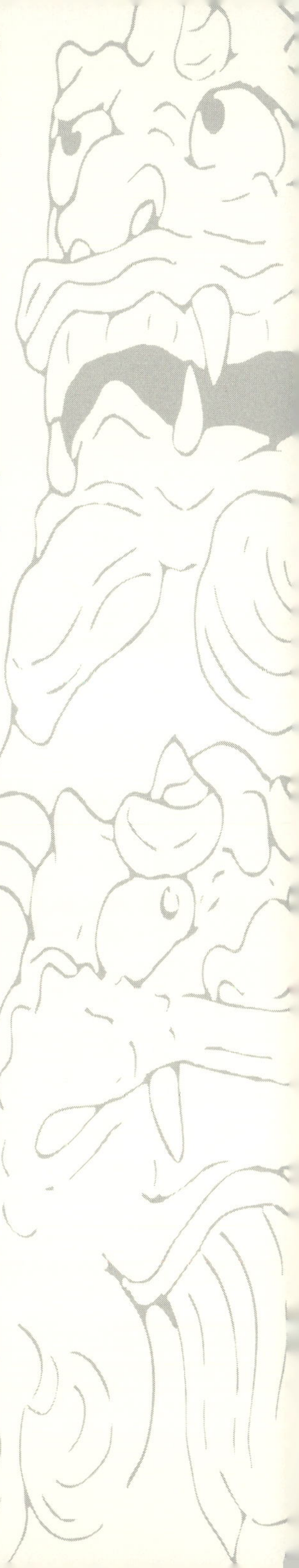

PART 1

知念さんのとっておき！
失敗しない
薬膳みその作り方

お母さんは食育のカナメです

皆さん、お料理してますか? 私もお仕事をしながら〝お母さん〟ですから、「忙しいとなかなかお料理できないわ」、なんておっしゃるお気持ち、とてもよくわかります。

ですが、手作りの料理はやっぱりおいしいですよね。

そんなに凝ったことができなくても、作りたてのごはんを家族で一緒に食べるというだけでもごちそうになったりします。

わが家は、夫と2人の娘の4人家族。私は知念家の〝家庭の要〟であり、〝お母さん〟です。私はこの〝お母さん〟であるということに、とても誇りを持っています。それは『家族の健康を守る』という重要な役割を持っているのでは?」と思うから。つまり『お母さん＝食医』なんじゃないかと思っているからなんです。

最近、とても嬉しいニュースを耳にしました。自民党の食育調査会が『食育基本法』の制定に向けて素案をまとめ、小泉純一郎首相に提出したというものです。今もその成立に向けて、国会で継続審議されているそうです。私は国会が食育のことを取り上げてくれて、本当に良かったと思います。

私が〝食育〟という言葉を初めて聞いたのは、今から5～6年前、服部栄養専門学校の理事長・校長であり、ご自身もテレビなどでご活躍中の服部幸應先生の講習会に参加した時です。服部先生はその講習会

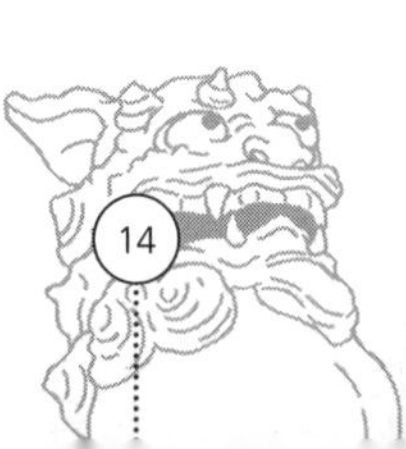

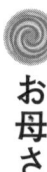

で、食育の重要性について話してくださいました。

服部先生は『食育のすすめ——豊かな食卓をつくる50の知恵』（マガジンハウス刊）というご本を出版されています。栄養専門学校のホームページでも、こんなふうに言われています。

『核家族化がすすむ現在、「衣・食・住」の伝承は切れ切れになっています。日本の教育は「知育」「徳育」「体育」の三本柱ですが、これにもう1つの柱である「食育」を、本来は幼い頃から家庭や学校教育の中で教える必要があると思っています。ところが、この部分が抜けているのが現状です。このことをしっかり踏まえたうえで、栄養士や調理師は、社会において「食育」の使命を担ってほしいと思うのです。食と言う文字は分解すると「人に良い」となります。心も体も良くする、育むのが食なのです』

講習会でもこのようなお話があり、私は「本当にそうだなぁ」と感動しました。そして何よりも「食べ物に対して、もっと愛情を持ちましょう」というお言葉にハッとしました。

それまで私は料理教室で「ニンジンにたくさん含まれるビタミンAは風邪を引きにくくするんですって」「小魚などでカルシウムをたっぷり摂ると、骨が丈夫になるそうですよ」というふうに栄養のことをお伝えしてきました。でも、考えてみたら私たちがいただく食事の材料は、もともとはほとんどが命を持つ生き物でした。服部先生の「食べ物に対して愛情を」というお話をうかがって、「食べ物にもっと感謝したいな」と思うようになったのです。

それからの私は服部先生の食育を基本にして、お子さんのいらっしゃるお母さんたちには「子供に食べ物のことを伝える時『ニンジンさんは、〇〇ちゃんが風邪を引かないように頑張ってくれるんだよ』というように話してあげてくださいね」とお願いするようになりました。お坊さんは「食べることは修行だ」と言います。だからきちんと正座をして「いただきます」を言って、野菜や魚に「あなたたちは私の中で生きてるよ」と感謝しながら食べます。子供たちに食べ物に対する愛情と感謝を教えることも、食育の大切な役割に含まれているのではないでしょうか。

食育という言葉は明治時代からあったそうですが、江戸時代の貝原益軒という有名な学者さんは著作『養生訓』の中で〝食治〟という言葉を使っています。私はそれをまったく知らずに「中国では『医食同源』と言うそうだし、食べて病気を治すのだから『食治』という言葉があってもいいな」と思って、料理教室でのお話などに勝手に使っていました。だから最近、昔からあった言葉だと知ってビックリしています。

本書の共著者である伊藤先生が以前、「知念さん、食べ物は薬なんですよ」と言われていました。その時の私は『伊藤先生ご自身お医者さまなのに、ヘンなことを言われるなあ」と思ったのですが、親しく交流させていただいていろいろなお話をうかがううちに、その言葉の持つ大きな意味がわかるようになりました。

昔の人は「便秘になったらサツマイモを食べるといい」とか、「梅干を食べると疲れにくくなる」といったことをよく言いましたね。伊藤先生によると薬とは本来、そんなところに端を発しているものなのだそうです。私たち人間が長い歴史の中で「こういう時はこれが効く」「これはこんな症状を治す」と言い伝えてきたものがいろいろとあります。その効きめの理由を分析して調べ、効きめの在り処がわかったらそれを抽出したり、合成して作ったりする。そうして作り上げたものが、薬のルーツだというのです。

伊藤先生のお話を聞いて「クスイナィビタン」という言葉を思い出しました。私の住んでいる沖縄では「ごちそうさま」のことを「クスイナィビタン」と言います。これは「薬になりましたよ」という意味なのです。

今の時代、家庭の形態はその家によっていろいろだと思いますが、妻であり母であるお母さんが食事作りの中心に立っているおうちがまだまだ一般的ではないでしょうか。そういうご家庭で、お母さんは家族の食事を作ることで家族の体を作っています。私たちの体の血液も筋肉も骨も頭も心も、すべて毎日の食事から摂る栄養によって作られるからです。

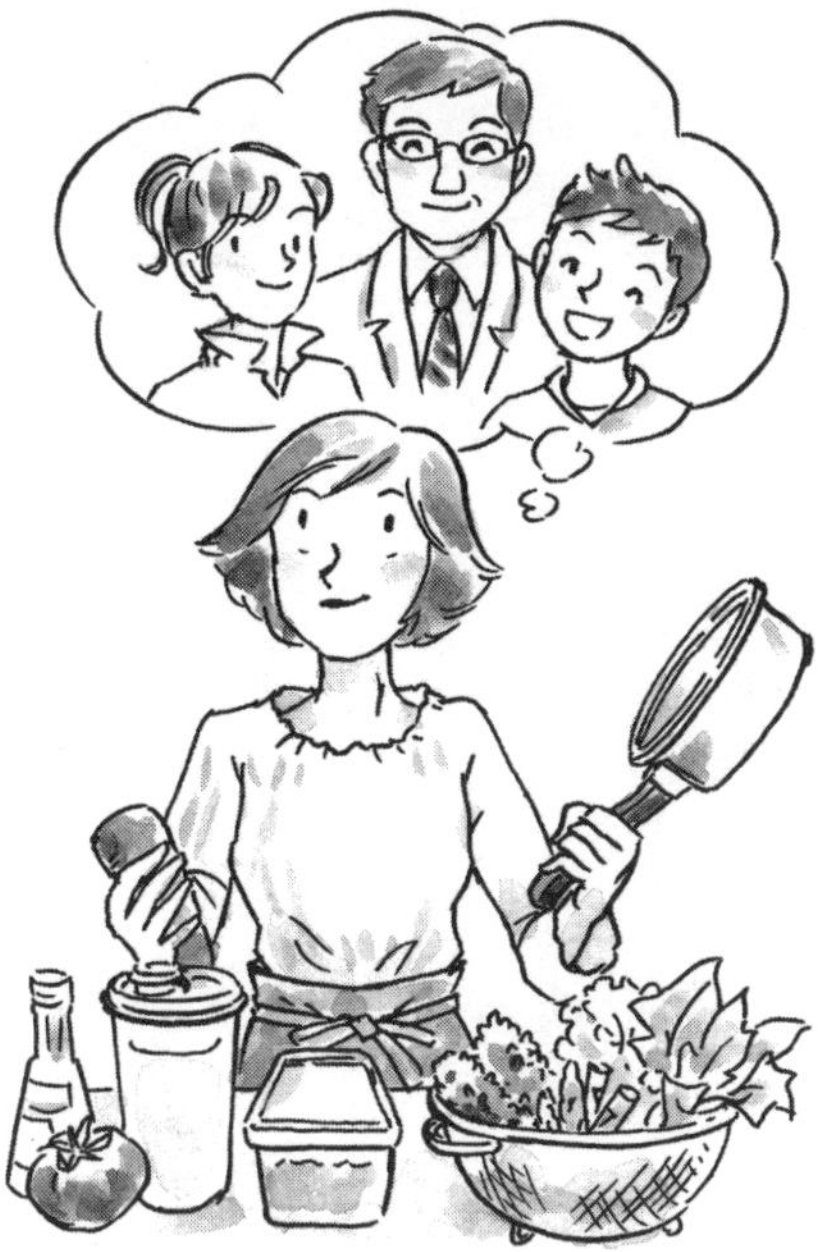

「だったらお母さんは、家族の食医だな」と私は考えました。食べ物が人間の体を作り、同時に病気を防ぐ薬にもなるなら、毎日の食事を作るお母さんは、家族の健康を守るお医者さんのような存在ではないかと思うのです。

お母さんはただ食事を作るだけではありません。どんな材料を使えば体に良い食事を作ることができるか、食品の安全性なども考えて、肉や野菜、調味料などを厳選します。

　動物性脂肪を摂りすぎて「お父さんのコレステロールが心配だな」と思ったら、魚や豆料理、野菜の量を多くします。「塩分が多すぎるかしら？」と思ったらダシの味を利かせたり、酢や香辛料を利かせたりして減塩でもおいしく食べられる料理を工夫します。

　食品添加物や残留農薬の恐ろしさを最も身近に感じているのもお母さんだと思います。それらは社会的な問題という以上に、自分の家族の体を壊すかもしれない大きな敵だからです。

　こうして考えると、先にご紹介した食育基本法のいちばん大切な実践者は、それぞれの家庭のお母さんということになるのではないでしょうか。知育や体育があるように、食育の推進もこれからの時代はとても重要になるはずです。だから私は日本中のお母さんに「一緒に頑張りましょうね！」と言いたくなるのです。

手作りなら「体にいい」と「おいしい」を両立できる！

　ですが、家族に「体にいいもの」だけを食べてもらうのは、正直なところとても難しいですよね。

　会社へ行っている家族は、外食の機会も多いですし、学校へ通う子供たちの給食は、栄養士さんたちが内容を吟味してくださっていると思いますが、放課後になれば子供同士のつきあいがあり、その中でどんなものを食べているかまではいちいちチェックできません。

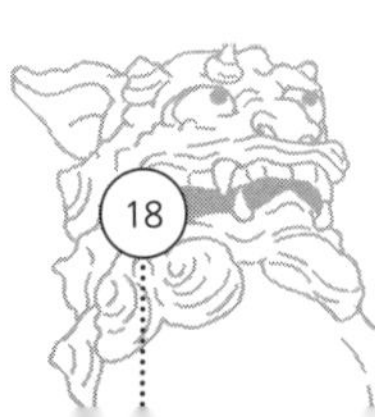

家庭で摂る食事にしても、すべて「体にいいもの」だけを揃えるのは不可能だと思います。食材それぞれに含まれる添加物や残留農薬などの安全性をこと細かに確かめてみたら、本当に安心して食べられるものなどごく小数に限られてしまうでしょう。本当に安全かどうかわからないまま使われ続けている食品添加物だけでも、なんと４００種類以上あると聞きます。

それに食事は体を作るためだけのものではなく、楽しむものでもあります。今の日本には世界中のおいしい食品や料理が、健康にいいものも悪いものも含めて、数えきれないほど集まっています。まだ食べたことがないものを「食べてみたいな」と思うのは、人間としてとても自然な欲求でしょう。

「食文化」という言葉があるように、食は人生を楽しませてくれる文化の１つです。もちろんそのことも食育の一環として、子供たちに伝えていかなければなりません。

本音を言うと、私も時々霜降りのステーキを食べたくなったり、油と炭水化物と塩のかたまりでしかないようなスナック菓子の味が恋しくなったりします。「摂りすぎは体に悪そう」とわかっていても、ついつい手を伸ばしてしまうのです。

そんな時は「たまにはいいわよね」と好きなものを食べてしまいます。食事は体を作るためのものであると同時に、楽しむべきものだと私自身が思うからです。体のためだけを考えて「おいしい」と思えないものばかり食べていたら、毎日の「食べる」という行為が楽しくなくなってしまいますよね。

ただ問題は、「体を作る食事」と「楽しむための食事」のバランスです。

多くの人が「おいしい」と感じるようなものは、脂肪や糖分や塩分などが多くて、体には良くないものがほとんどです。「おいしい」と「体にいい」は残念ながら、両立させることがとても難しいのです。

それならば、家で食べる時は体に良くておいしいものを、お母さんが手作りしてあげてはどうでしょうか。そしてそれ以外のものは、たまに楽しむものとして食べるのです。現代の日本で暮らしている私たちの食環境を考えると、それがベストの選択ではないかという気がします。

家族の体を健康に保つためには、やはり、毎日の食事で欠かさず食べるものの質をより良くすることが大切だと思います。ごはんやパン、調味料など毎日食べる食品の安全性や効用を吟味して使えばそれが体作りのベースとなり、時々ジャンクフードなどをつまみ食いしてもいいのではないでしょうか。

そう考えて私は、食卓に並ぶ頻度の多い食品ほど注意して選び、手作りが可能なものはできるだけ自分で作るようにしています。自家製なら中に入っている材料がはっきりとわかりますし、家族の好みに合わせて味を加減できるからです。つまり手作りのメニューを多くすれば、「体にいい」と「おいしい」を両立させることができるのです。

手作りと聞くと、それだけで「メンドクサイな」「難しそうだな」と思ってしまうお母さんがいるかもしれません。けれど、繰り返して言いますが、家族の健康はお母さんの出す食事にかかっているのです。少しぐらい面倒でも難しくても、手作りにチャレンジしてみる価値はあると思いませんか?

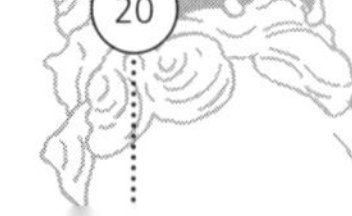

憧れの手前味噌！　でも手間と時間と失敗の多さが難点

中でも家族の健康な体を養う基本の食品として、私は味噌をご家庭で作ることをおすすめしています。

味噌は味噌汁になるだけでなく、味噌漬けになったり味噌ダレになったり、お茶うけの菓子になったりと、いろいろな食べ物に加工されて大活躍します。

健康食として世界中で注目されている発酵食品の中でも、味噌は日本の誇る伝統食ナンバー1です。味噌汁さえ昔に比べると食卓に並ぶ回数が減っているそうですが、もっともっと毎日の食事に生かしてみてはどうでしょうか。

ただ残念なことに、市販の味噌にはさまざまな添加物が使われています。

市販味噌のパッケージに印刷されている表示を見てみましょう。保存料としてのソルビン酸、流通の間に味噌が発酵しすぎないようにするアルコール、変色を防止するための漂白剤、おいしそうな色をつける着色料など、さまざまな添加物の名前が原材料の欄に並んでいます。

「安全で体にいい材料だけを集めて手作りすればいいことはわかっているけれど、味噌を作るのは難しいから私にはムリだわ」

そう思っていらっしゃる方も多いのではないでしょうか。

昔はもちろん各家庭で自家製味噌を作っていました。いわゆる〝手前味噌〟ですね。でも江戸時代にすでに工業生産が始まったということは、やはり、味噌の製造には特殊な技術やコツ、熟練のカンなどが必要だからかもしれません。

ここで味噌の作り方を簡単にご説明しておきましょう。

味噌は麹に使う原料によって米味噌、麦味噌、豆味噌の3種類に分かれます。米味噌は米と大豆と麹菌と塩、麦味噌は麦と大豆と麹菌と塩、豆味噌は大豆と麹菌と塩と香煎が主な材料です。米味噌の場合、図①のような工程になります。

現在、市販されている工業生産の味噌も、製造工程の原理はこれとほとんど変わらないはずです。

専用の製造機械が完備されている味噌メーカーはさておき、家庭でこの作業をしようとするとかなり大変だと思います。手間や時間がかかる点もさることながら、いちばん大変で難しいのは「麹立て」と「熟成」の〝加減〟です。

たとえば米麹の場合、温度は摂氏30～34度、湿度は90％ぐらいの状態を12～15時間も保たなければなりません。その範囲でなければ麹がうまく発酵せず、麹カビが生えてこないのです。慣れないうちは「麹が立った」という表現がどのような状態を指すのかわかりませんから、失敗することも多くなってしまいます。

また、米や麦などを蒸して麹にすると、どうしても水っぽくなって団子状に固まってしまいます。団子状に固まると中の通気性が悪いため、均質な麹立てがうまくできません。そのため、今でも味噌を作るという時には、麹を買ってきてしまう場合が多いのです。

図① 米味噌の作り方

仕込み

① **麹立て**
──米味噌はまず米麹を作ります。ひと晩水に浸した米を蒸し、冷めたら麹菌をまんべんなくまぶしてよく混ぜます。温度や湿度を加減して、24時間後に麹カビがうまく生えたら米麹の出来上がりです。この作業を「麹立て」と言います。

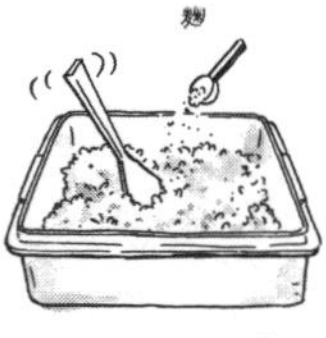

② **塩きり**
──この米麹に塩をできるだけ細かくもみ込みます。これを「塩切り」と言います。

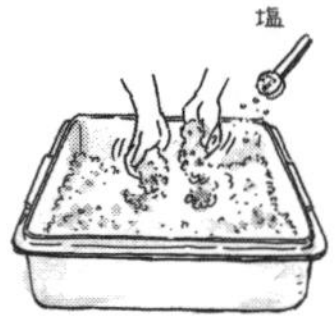

一般的な手作り味噌の場合、①②の2工程ははぶいて、「麹」を買ってきてしまうことがほとんど。

③ 一方、ひと晩水に浸した大豆を蒸し、すり鉢かミキサーでつぶしておきます。

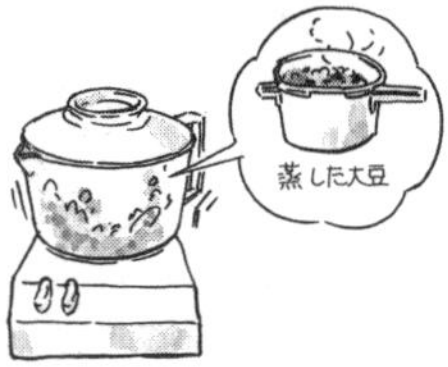

④ ③に②をむらなく混ぜ合わせ、できるだけ空気を抜いてかめなどの容器に詰めます。

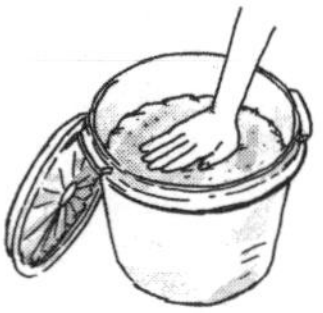

⑤ 空気が入らないように表面をラップなどで覆い、ふたをした後、上に重石をのせます。この時、雑菌が入らないように、かめの縁をアルコールで消毒します。さらにその上にビニールシートをかけて周囲をひもで縛り、味噌が乾燥しないようにしておくことが大切。

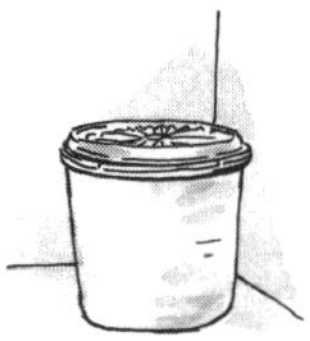

熟成

1ヵ月たったら味噌をよく混ぜ、同時にラップを取り替えます。1ヵ月ごとにこれを繰り返し、半年ほど熟成させると米味噌の完成です。

＊麦味噌は麹に麦を使うだけで、作り方は米味噌とほとんど変わりません。

熟成も、ただ半年間置いておけばいいように見えて、実は乾燥や雑菌との長い戦いです。麹そのものもカビ菌ですから、味噌の麹がよく発酵する環境ということは、つまり麹以外の微生物にとっても繁殖しやすい環境なのです。熟成中の味噌に生えた白いカビは麹なので問題ありませんが、赤や緑のカビが生えたら雑菌に侵された証拠。ここまでの苦労が水の泡ということになります。

私より前の世代の沖縄の方たちは、それでも一生懸命に自家製の味噌を作っていたようです。特に私の主人の母は琉球政府（現在の沖縄県政府）の普及員として、味噌の作り方を地域のお母さん方にお教えしていました。

私にも2回ほど、目の前で作りながら教えてくれました。それはそれはおいしい味噌だったのですが、作り方がとても難しくて、結局、1人で作ることができるようにはなれませんでした。

けれどそれから数年後、私は家族の健康のために、再び味噌作りに挑戦しようと思い立ちました。

〝薬膳みそ〟の優れている点とは？

私は結婚する以前からその密閉容器の会社——プラスティック製密封容器会社T社の製品を愛用していました。今でこそ国内のいろいろなメーカーが密封容器を販売していますが、当時の日本にはその種のものがまったくありませんでした。

味噌に限らず食品が腐敗して食べられなくなってしまうのは、空気、湿気、光（紫外線）、温度、微生物などが侵入してくることが理由です。Ｔ社の密封容器はそのうちの「温度」以外を防いでくれます。

自家製味噌を作ろうと考えた時、私はすぐに「密封容器なら温度や湿度を外に逃さないし、雑菌や虫が中に入ることもない。保存したい時も、おいしさや香りを逃さないのでは？」と思いました。

実際にやってみると、簡単に自家製の味噌作りに成功しました。

自家製の味噌は市販の味噌のように防腐剤や漂白剤などの食品添加物を使ったものではありませんから、毎日の食卓で安心して食べていただけます。

私は独自の材料に玄米やハト麦、ゴマなどを使っています。

玄米を使うと味噌に糠が入るので、味が深くなるように感じました。

ハト麦を加えると、味噌汁やそのほかの料理に仕立てた時に、どこか懐かしい香りがするようになります。

ゴマはもちろん風味が良くなるうえ、麹立ての時に余計な水分を吸収してくれるため、慣れない人でも失敗なく味噌を作ることができます。

また黄大豆はうまみがあり、一方の黒大豆は香ばしさのうえに薬効があると注目を浴びています。

この味噌作りの方法をお教えした方は、もう延べ7万人を超えました。「いつの間にそんな数に!?」と自分でも少しびっくりしてしまいます。沖縄の新聞やラジオでも何度か取り上げていただき、それで知った方々が遠くからもわざわざ来てくださいます。

そして玄米、ハト麦、ゴマが体に良いことは、ＰＡＲＴ３で伊藤先生のお話を読んでくだされば理解していただけると思います。

米味噌なら米だけ、麦味噌なら麦だけ、豆味噌なら大豆だけで済むところを、黄大豆と黒大豆、さらに玄米、ハト麦、ゴマの5種類を使うのですから。

ですがその分、作る時の手間が少し増えてしまいます。

けれどこの少しの手間で、おいしさも体への効用も倍増するのです。この点はぜひご理解のうえ、5種類の材料を使った味噌作りにチャレンジしてみてください。

それではこの後作り方を追いながら、薬膳みそのどんな点が普通の味噌作りと異なり、どのように優れているかをご紹介しましょう。

用意する材料は黄大豆、黒大豆、玄米、ハト麦、黒ゴマ、麹菌（スーパーや農協などで売っています）、自然塩です。この材料で、私がお味噌を作る時には、9kgのお味噌を作ってしまいます。

本書ではいつも作っている形を出来るだけお見せしたいので、この9kgでお話を続けていきますが、そんなに食べきれないわ、という方は、もっと少なくてももちろん大丈夫。その場合の分量も掲載しておきますので、ご参考に。だけど、たくさん作っておいても、自分で言うのもなんですが、とってもおいしいのであっという間になくなってしまいます！　お米を炊く時にも「少なく炊いたよりたくさん炊いた方がおいしく感じる」なんて言いますね。お味噌も同じで、たくさん作ったほうが熟成もうまくいって、おいしく出来上がるんです。思い切ってどかんと作ってみてくださいね。

それでも「うちだけでは食べきれないわ」と思った方は、お友達と一緒にお作りになるのはいかがでしょう。一緒にわいわい集まってお味噌を作り、出来上がったらみんなで分け合う…。それもとても楽しいですよ！

✳︎✳︎✳︎これだけ用意しましょう！✳︎✳︎✳︎

材料
(味噌8kg分)

黄大豆1kg
黒大豆1kg
玄米2.5kg
黒ゴマ1カップ
ハト麦500g
自然塩750g
麹菌 小さじ1

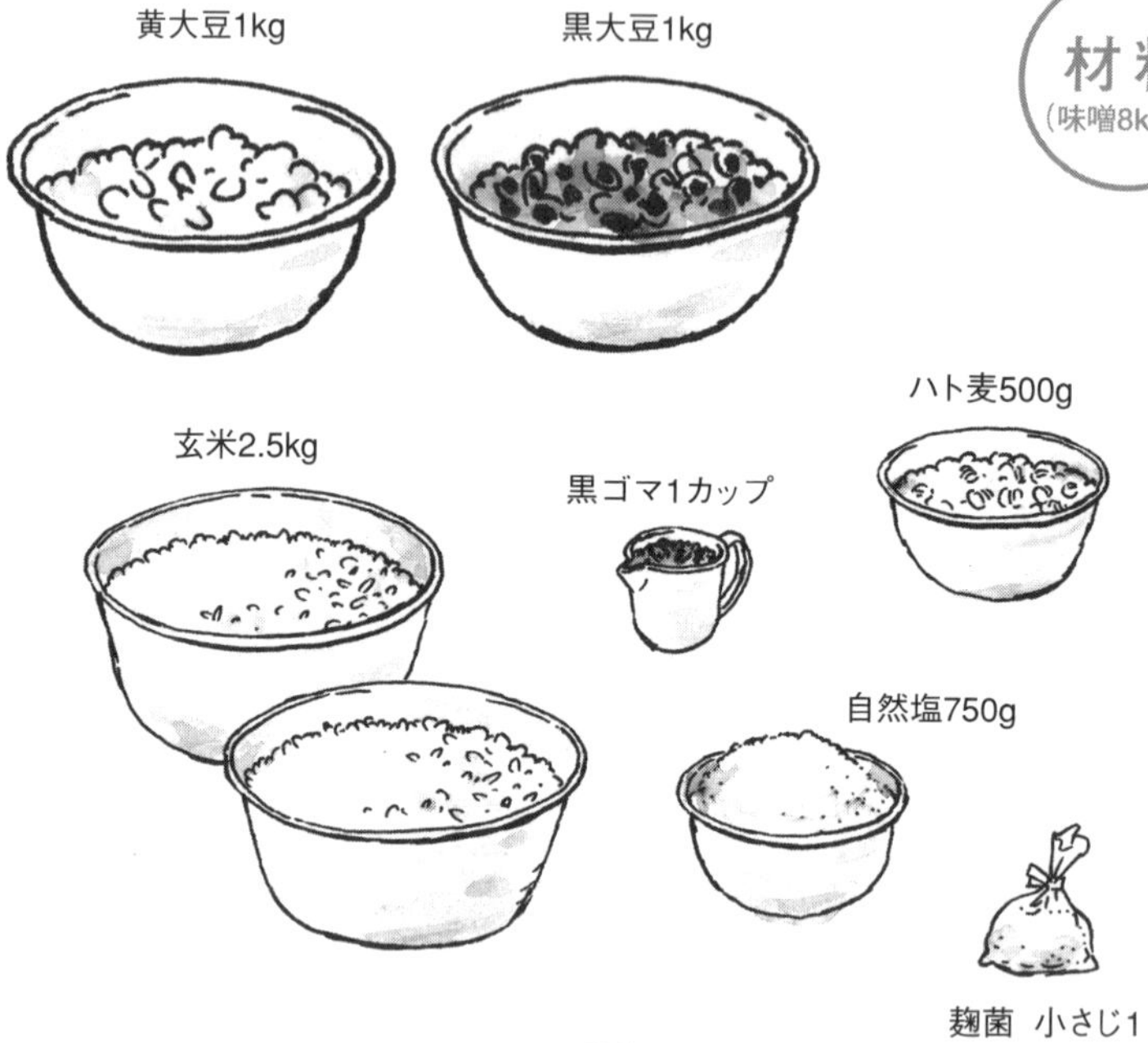

※麹菌はスーパーや農協などで売っています

4kgのお味噌を作る場合　＊2kgの場合はさらに半分の分量で
黄大豆500g　　黒大豆500g　　玄米1.25kg　　ハト麦250g
黒ゴマ1/2カップ　　自然塩375g　　麹菌 小さじ1/2

道具

フードプロセッサー
※ハンディタイプが使いやすくて
おススメ！

ミンチの機械
※ない場合はすり鉢か
フードプロセッサーで。

圧力鍋（4.5ℓ容量）

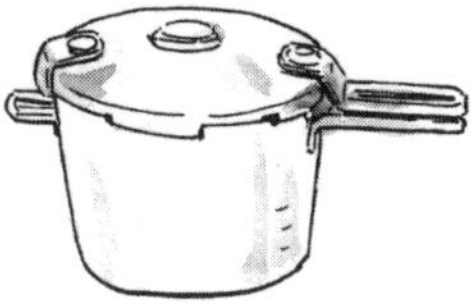

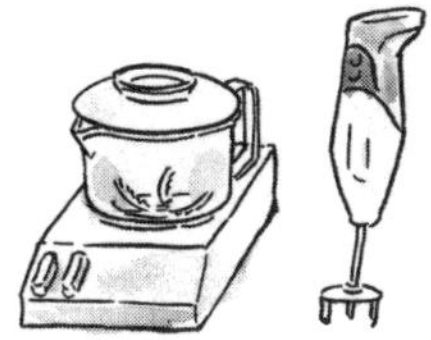

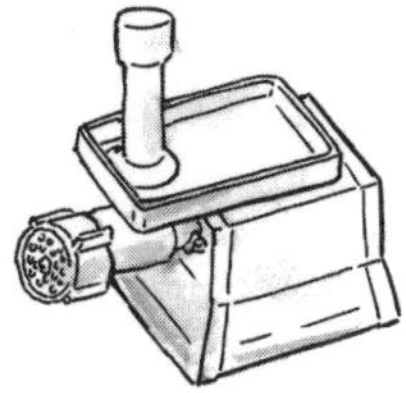

圧力鍋付属のすのこ

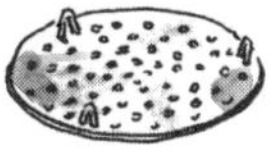

四角い密封容器（20ℓ容量）
【麹立て用】

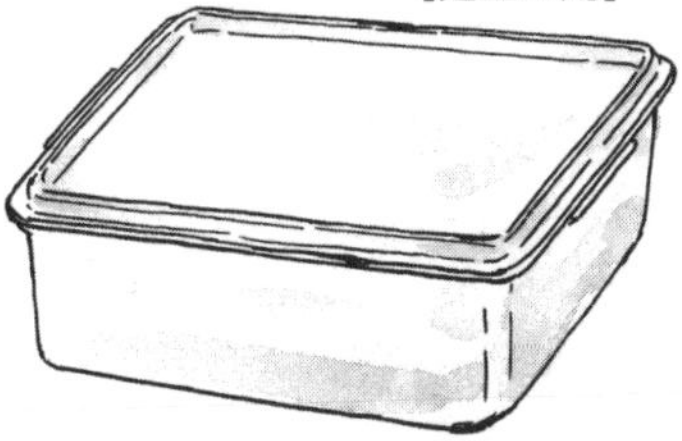

密封容器（約11ℓ容量）
【熟成用】

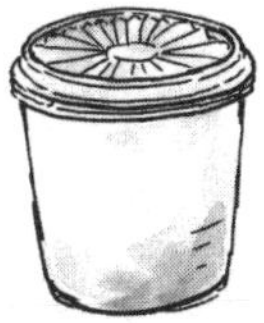

バスタオル2枚

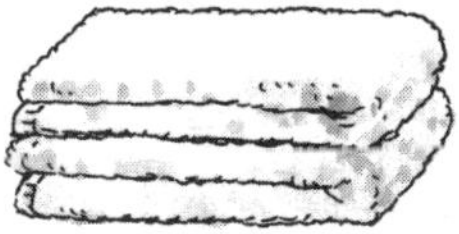

粗い目の布でつくった蒸し袋

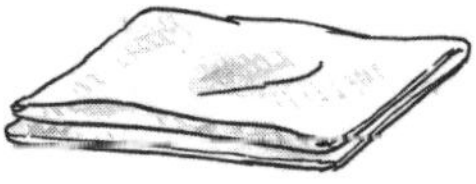

さらしの布

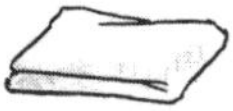

新聞紙
※朝刊3日分程度
が適量。

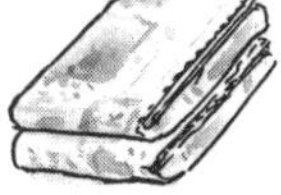

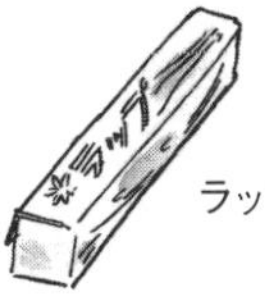

ラップ

すのこ
※木製のものを用意してください。
100円ショップなどにも売っています。

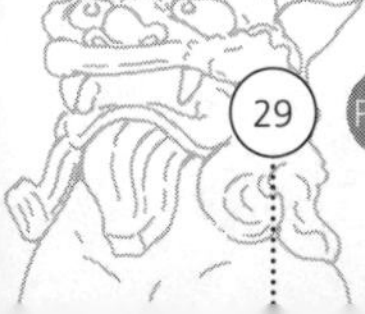

1 玄米とハト麦を水に48時間漬ける

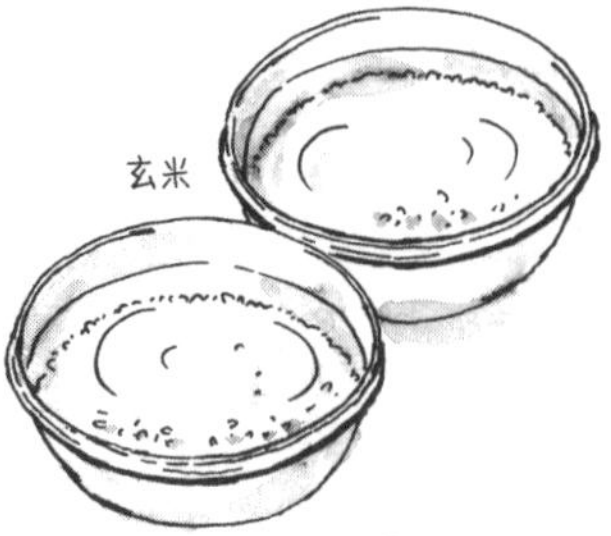

①玄米をよく洗って汚れを取り除き、たっぷりの水に48時間漬け込んで発芽玄米にします。

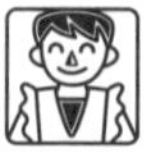
POINT

玄米はとぎ水が透明になるまで流水で洗いましょう。ハンディタイプのフードプロセッサーを利用すると、約1～2分間できれいに洗えます。

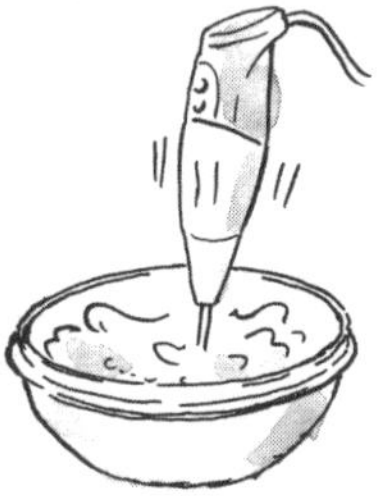

②ハト麦も洗った後、たっぷりの水に48時間漬け込みます。

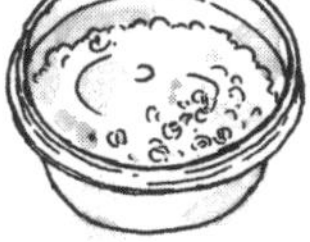

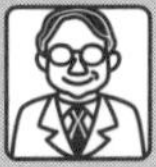

伊藤先生から一言

玄米は残留農薬が気になります。できれば無農薬有機栽培のものがいいですね。手に入らなければ知念さんの言われるとおり、できるだけ丁寧に洗って汚れを取り除きましょう。

また玄米は水に48時間漬けておくと発芽玄米になります。発芽玄米にすると玄米に含まれるミネラルの吸収率が良くなり、さらにアミノ酸の一種であるギャバの量が増えて血圧の正常化に役立ちます。

2 黒ゴマを煎ってすりつぶす

①フライパンに黒ゴマを入れて香りがたつまで煎ります。

②煎った黒ゴマは、油が出る手前まですりつぶします。

POINT **フードプロセッサーを使うと便利!**

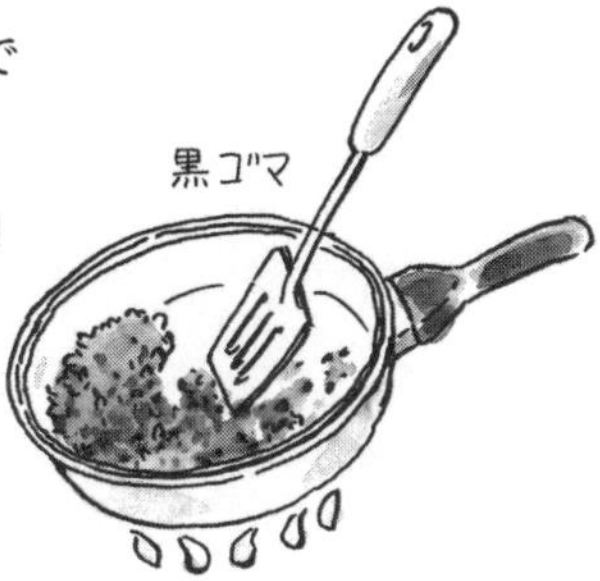

伊藤先生から一言

黒ゴマは白ゴマより抗酸化力が強いのでおすすめ。またゴマはすると胃で消化酵素が入り込みやすくなり、丸ごと食べた時よりリグナン類などの有用成分を効率よく吸収できます。すりゴマは酸化しやすいのが難点ですが、後で圧力鍋で蒸すことで酸化を抑えられます。

3 玄米、ハト麦、すりゴマを圧力鍋で約15分間蒸し煮する

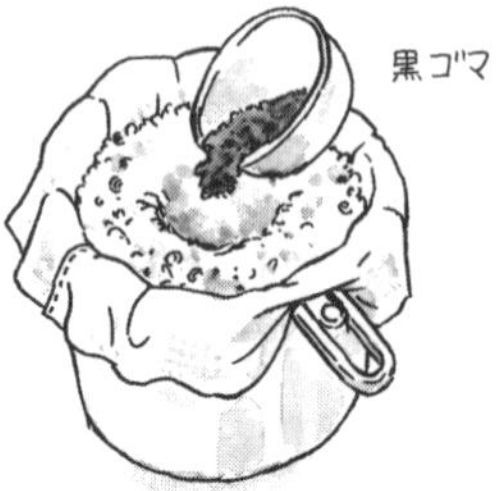

①圧力鍋に圧力鍋付属のすのこをしき、水２カップを入れておく。

②①に濡らして軽くしぼった蒸し袋を入れ、その中に玄米とハト麦を入れ、真ん中にくぼみを作ってすりゴマを入れます。

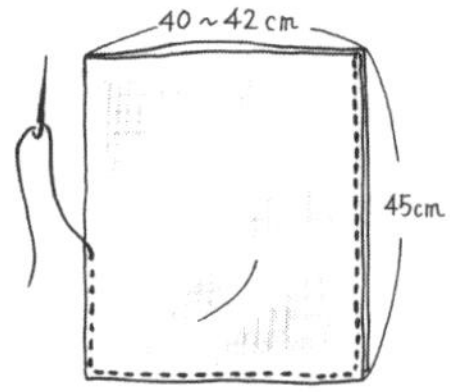

POINT

上にも玄米とハト麦をかぶせること。こうすると粒の細かいすりゴマが蒸し袋につかず、無駄なく味噌に生かすことができます。

③ふたをして、中火で加熱し、圧が上がったら弱火で15分間加圧します。

④鍋ごと流水をかけて急速に冷やします。

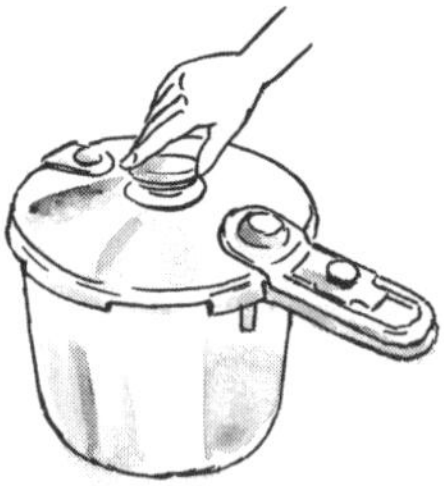

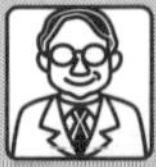

伊藤先生から一言

玄米に含まれる抗ガン成分ＲＢＡ（α-グルカンの一種）は、120℃まで加熱しないと抽出しにくい成分です。２気圧の圧力鍋なら中の温度はまさに120℃！　知念さんの慧眼に恐れ入りました。

4 密封容器に入れて麹菌を混ぜ、麹立てをする

①密封容器（20ℓ容量）に玄米、ハト麦、ゴマを移し替え、うちわなどで風を送りながら全体を混ぜつつ冷やします。

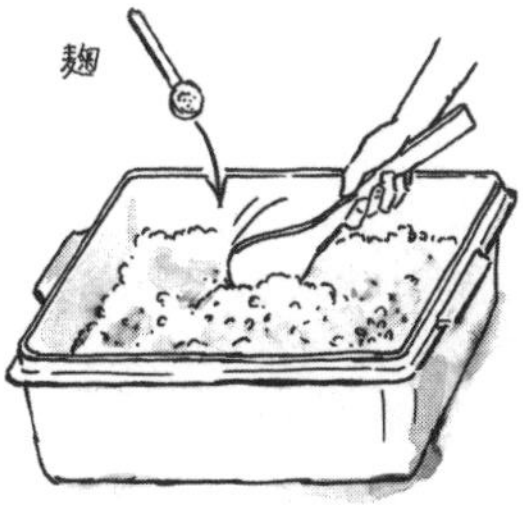

②人肌ぐらいまで冷ましたら、麹菌を入れてよく混ぜ合わせます。

③②をさらしの布に移して包みます。

POINT
ボールなどの上にさらしを広げ、そこに入れるようにすると上手にまとまって包みやすくなります。

④先ほど使った密封容器（20ℓ容量）を洗って乾かし、底に朝刊2日分の新聞紙とすのこを敷きます。その上にバスタオルを十字にかけ、真ん中に③を入れます。

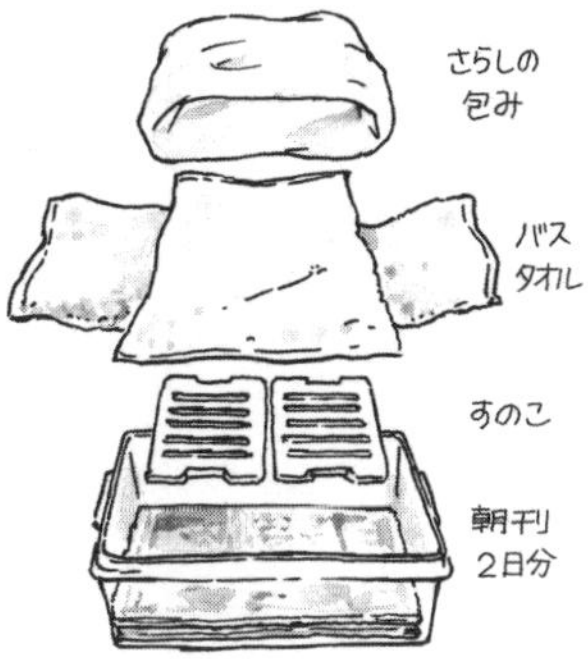

⑤バスタオルの四方の端でしっかり包み込み、上に朝刊1日分の新聞紙をのせてからふたをします。

POINT
ふたは3つの角をしっかりと閉め、1角だけ開けておきましょう。

⑥この状態で約48時間、26～30℃の室内で寝かせます。気温がそれより低いようなら、ヒーターのそばに置いたりコタツに入れたりして温度を調節しましょう。

5 麹の発酵状態をチェックしつつ、黄大豆と黒大豆を水に漬ける

①48時間（2日間）ほどたったら、ふたを開けて内部の水滴の状態を見てみましょう。

POINT

ふたや壁面に霧吹き状の水滴がついていたら、麹が立ち始めたサイン。約8時間後に麹立てが終わりますから、その時間に合わせて大豆の浸漬を開始します。

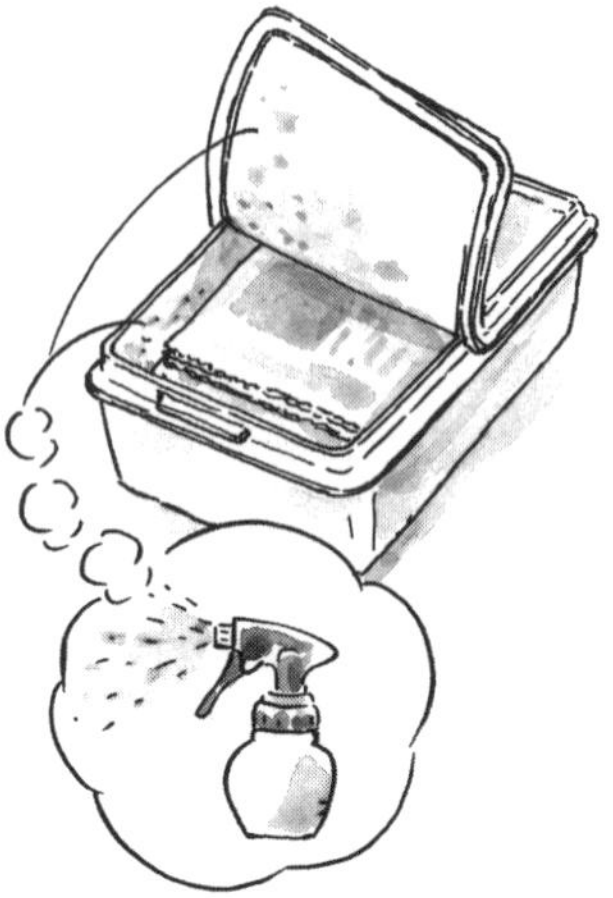

②黄色と黒の2色の大豆をよく洗って別々に水に8時間以上漬けてふやかします。

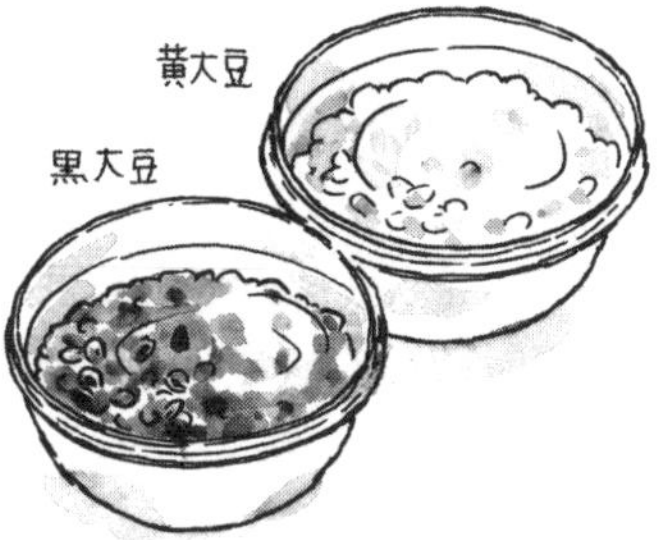

6 麹立ての終了を確認する

①密封容器をそっと開けてみて、ふたについた水滴がダラダラ流れ落ちるような状態になったら麹立ての完了です。

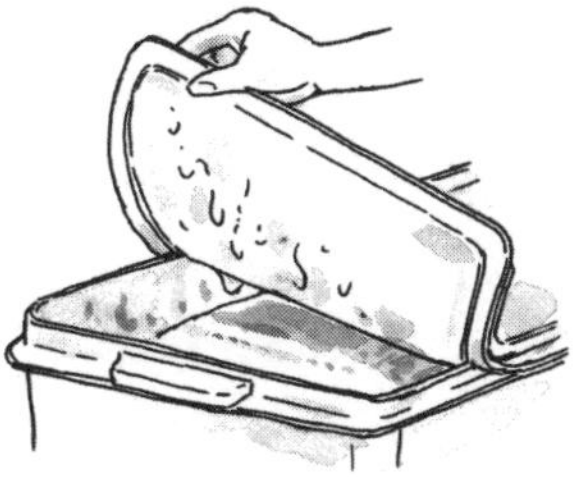

POINT **ふたや容器内側の水滴が麹にかからないようにしましょう! せっかくサラサラに完成した麹が水っぽくなってしまいます。**

②上にのせた新聞紙とバスタオルをはずし、そっと外へ出したら、密封容器をカラにして水分をよく拭き取ります。この容器を8の塩切り麹にも使いましょう。

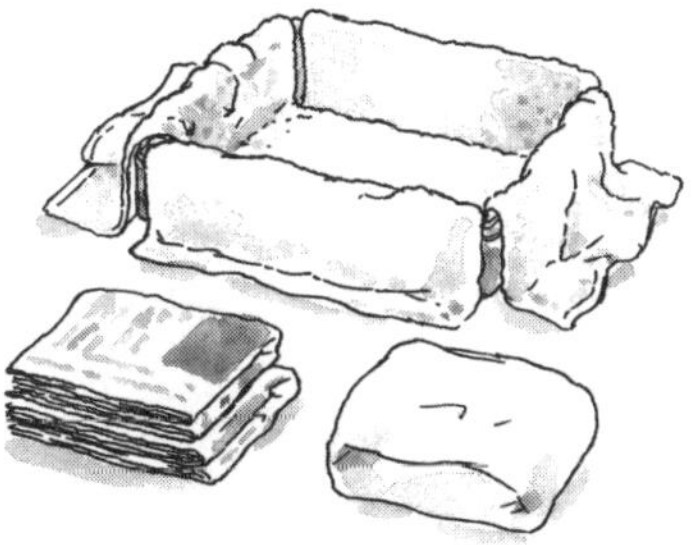

POINT **この状態の麹を両手にひと握り分だけ取ってフリージングしておけば、次に味噌を作る時の麹種として使用できます。**

7 黄大豆と黒大豆を圧力鍋で約25分間加圧する

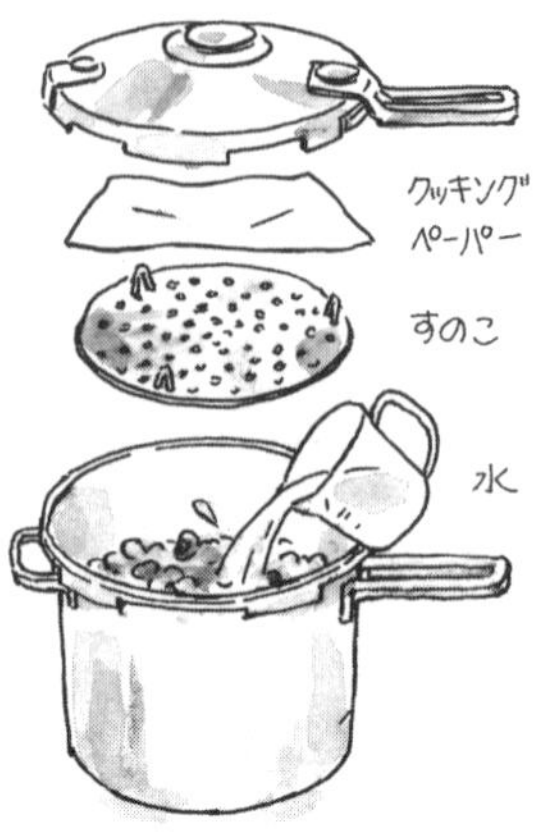

①８時間以上水に漬けておいた２色の大豆をざるにあげ、２種類とも圧力鍋に入れて水２カップを加えます。

②すのこを上にのせ、アクや汚れが気になるようならさらにクッキングペーパーを重ねます。

③ふたをして中火で加熱後、圧が上がったら弱火で約25分間加圧し、自然冷却します。

④出来上がったら汁ごと８の麹の入った容器に移します（８－③）。

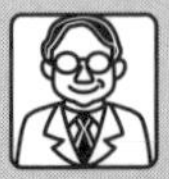

伊藤先生から一言

黒大豆には大豆（黄大豆）と同じ成分の他に、アントシアニン系の有効成分が豊富に含まれています。活性酸素を退治する力があるので抗ガン作用も期待できます。

また、大豆や黄大豆の煮汁にはイソフラボンなどの有効成分がいっぱい。できるだけ汁ごと食べたいですね。

8 麹に塩と大豆を加える

①水分をよく拭いた密封容器に、麹をさらしの包みから出して広げ、両手でかき混ぜます。

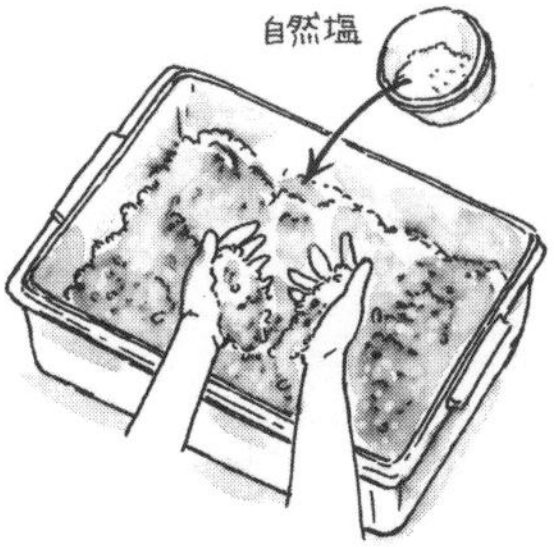

②まんべんなくサラサラの状態になったら、自然塩を加えて再びよく混ぜます。

POINT **これが「塩切り」。塩を加えると麹はこれ以上立たないため、発酵しすぎて味噌が酸っぱくなったりすることがありません。**

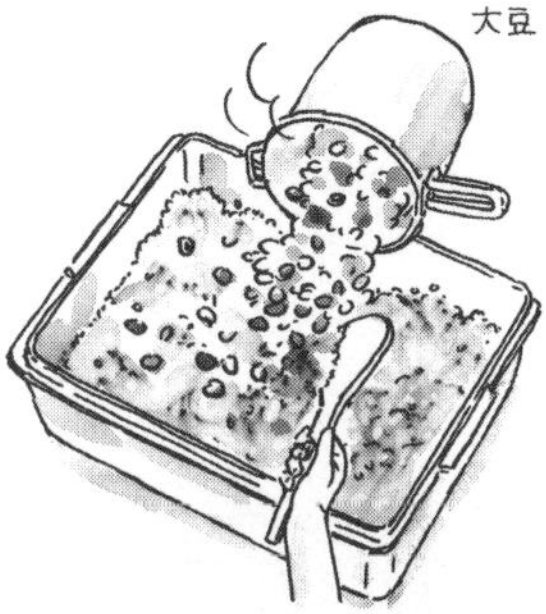

③あつあつの２種の大豆（７－④）を②に加えて混ぜます。

POINT **塩切り麹はこのまま3日間ぐらい放置しても、同じように使えます。**

伊藤先生から一言

この味噌の塩分含有率は7.5％。市販品は約10％ですから、かなり塩分控えめで安心して食べられます。

また知念さんが使われている塩は沖縄の久米島の自然海塩です。海洋深層水から作られているため、海のミネラルをバランスよく供給できるとのこと。皆さんもお作りになる時には、ミネラル分を多く含む自然塩をお選びになることをおすすめします。

9 全体を細かくミンチ状にする

８で合わせたものをミンチ専用の機械でミンチ状にしましょう。材料すべてを細かく練りつぶすことによって、舌触りがよくなめらかな味噌に仕上がります。

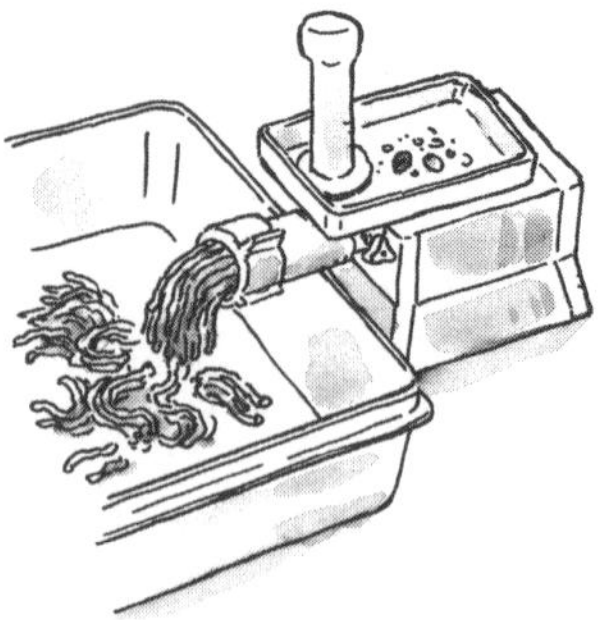

POINT

ミンチの機械がない時は、煮上がった大豆をすり鉢、フードプロセッサーなどで先に細かく砕いておきます。そして玄米やハト麦を細かくするために、麹と併せてからもう１度繰り返します。

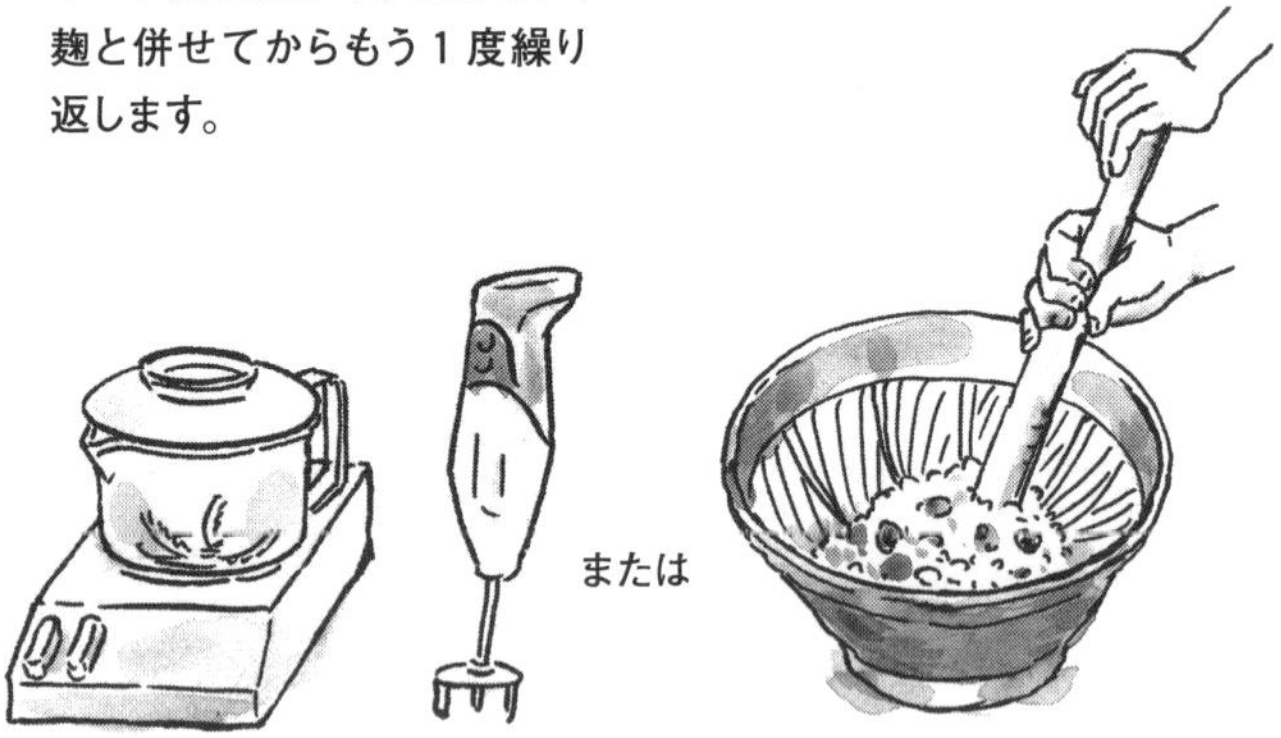

10 大きめの団子状に丸めて、密封容器に詰め込む

①きれいに洗って乾燥させた約11ℓ容量の密封容器は、さらに酒塩大さじ3（酒に塩を溶いたもの。作り方はP44にあります）で消毒しておきます。

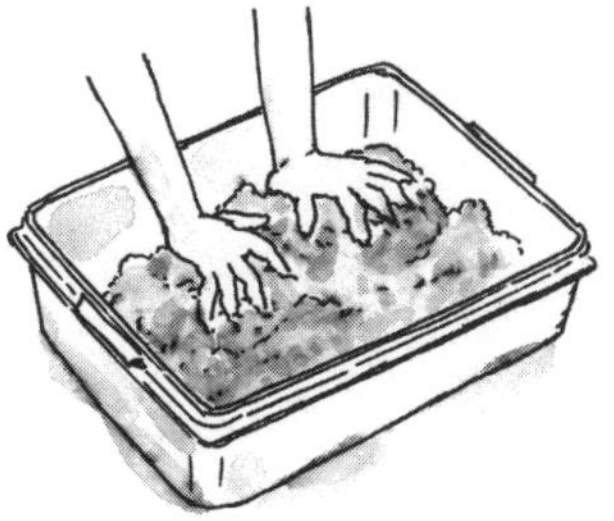

②味噌を大きめの団子状にします。ハンバーグを作る時の容量で、中の空気を抜きながら丸めましょう。ここでよくこねて粘り気を出すほど、味噌のうまみと甘みが増します。

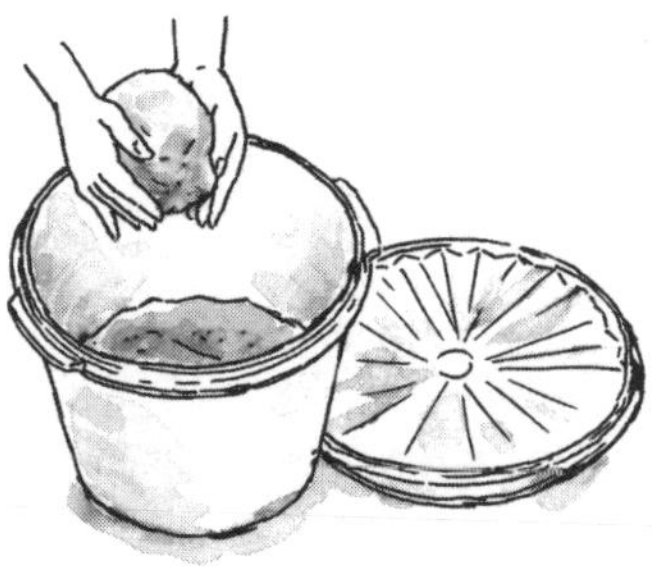

③できたものから順に密封容器の底に入れていき、間にも空気が入らないように時おり表面を平らに押します。

11 ラップとふたをして、熟成させる

①すべて入れ終わったら最後にもう１度、表面をできるだけ平らにならします。

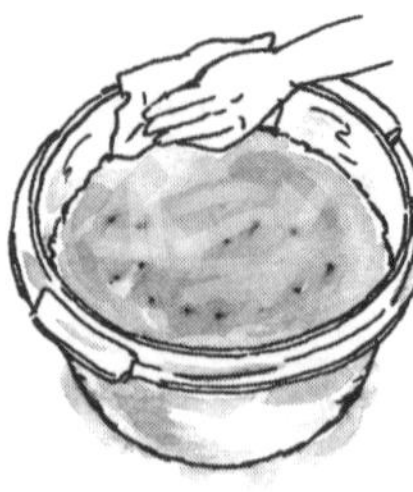

②密封容器の内側についた味噌をきれいに拭き取り、再び酒塩で消毒します。

③味噌表面にラップをぴたっと貼りつけます。

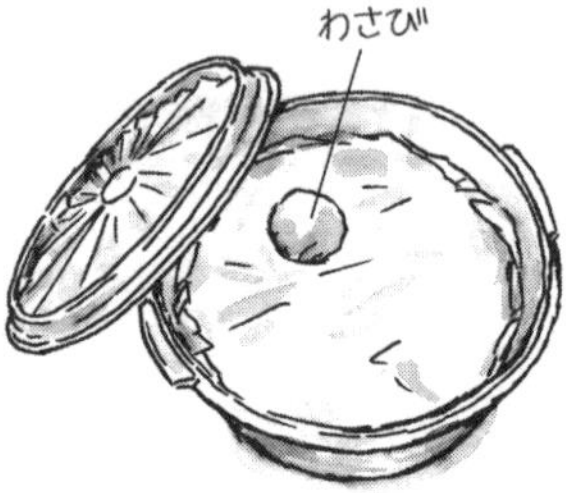

POINT **内側に空気が入らないように注意！**

④粉わさび（大さじ３）を酒塩で練ります。ピンポン球ぐらいの大きさに丸めたものをラップの上に置けば雑菌対策も万全。

⑤ふたをしたら、そのまま３ヵ月間ゆっくり熟成させます。

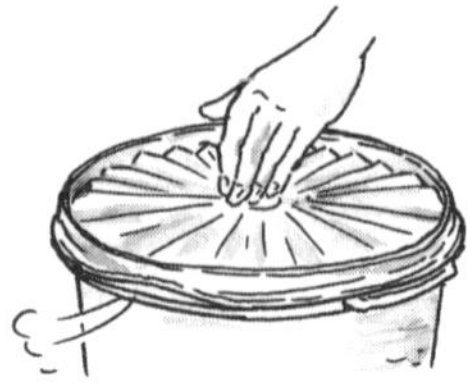

POINT **その間に密封容器のふたが盛り上がってきたら、１度ふたを開けて、中の空気を外に追い出してください。ふたを閉めて一部分だけ開け残し、ふたの中央をギュッと押せばガス抜きは簡単です。**

12 約6ヵ月から1年後においしい薬膳みそが完成!

仕込んでから6ヵ月〜、おいしい味噌ができあがります。

もちろんそのまま長く保存してもOK。ふたをキチッと閉めて密封しておけば、2年たっても腐ることはありません。

ところで、活性酸素という言葉を知っていますか?

活性酸素は老化の原因のひとつとも言われていて、がんや動脈硬化、糖尿病といった生活習慣病を引き起こすことで知られています。

その活性酸素を除去する力は「活性酸素除去能」と呼ばれ、通称「SOD除去能」といいます。

例えば、食品中のSODは、ニンジンで80、緑茶で700、赤ワインで1000ぐらいです。

そして、農学博士の今野宏先生が調べてくれたところによると、薬膳みその活性酸素除去能は4000〜4800もあるというのです。

今野先生からこのことを聞いたときは、本当に驚きました。

ぜひ体をサビつかせないためにも、毎日の食事で、自家製の味噌を摂っていただきたいものです。

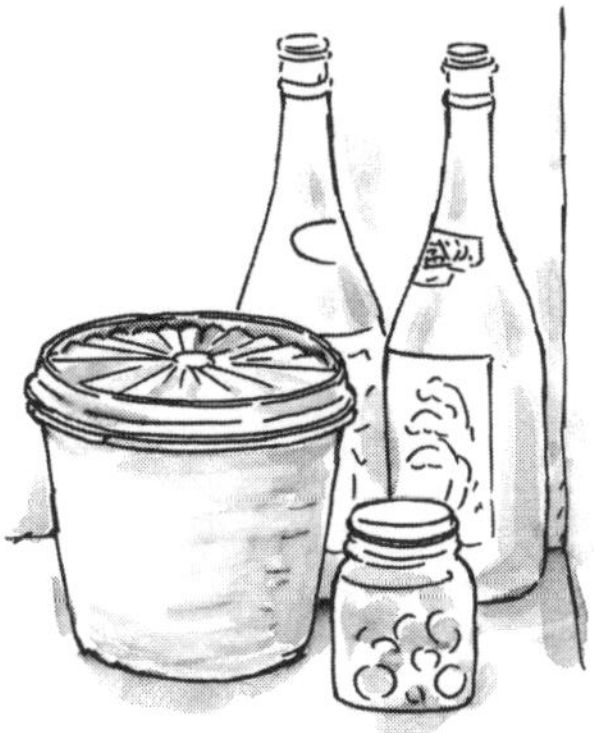

PART 2

お味噌を毎日食べましょう！
お役立ちレシピ集

Okinawa Slow Food & Slow Life

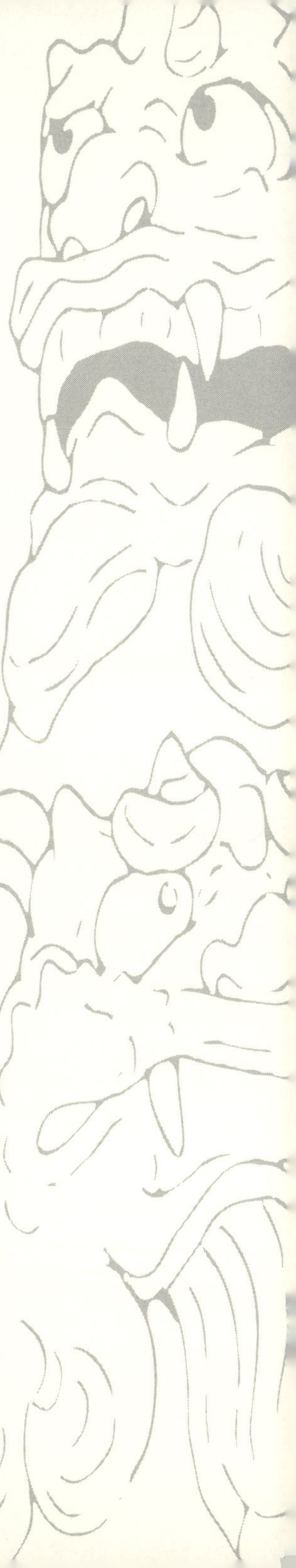

お味噌は万能調味料！

お味噌が出来上がったら、食卓にどんどん取り入れていきましょう。

皆さん、お味噌と聞くと何を思い浮かべるでしょうか。やっぱりお味噌汁？ もちろんお味噌汁も最高においしいですが、それ以外にもなんでも使えちゃう万能調味料なんですよ。本章では、私が普段お味噌を取り入れている中でも、特別においしいものをご紹介していきましょうね。

さて、レシピに入る前に、私がいつも使っている常備調味料をご紹介します。ちょっとめんどくさいわ、という人は作らなくてももちろん大丈夫。だけど、1度作ってみると、簡単だしとっても便利！ だまされたと思って1度試してみてください。

*** 知念さんの作っておくと便利！ ***
常備調味料

酒塩

材料 酒600cc　塩 大さじ1

酒600ccに大さじ1杯の塩を加えて溶いたもの。密封容器に入れて常備しておくととても便利。消毒、防腐にも使えるし、もちろん調味料としても使えます。

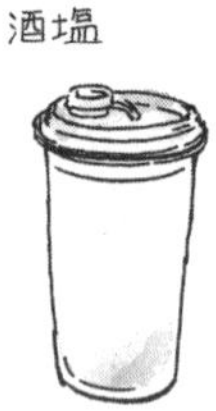

調味液

材料 しょうゆ（濃口）500cc　三温糖250g　酒（あれば泡盛）100cc

しょうゆ、三温糖、酒を鍋に入れてひと煮立ちさせたもの。私のレシピでは魚の煮付け、炒め物の味付けなどいろんな料理に使っています。

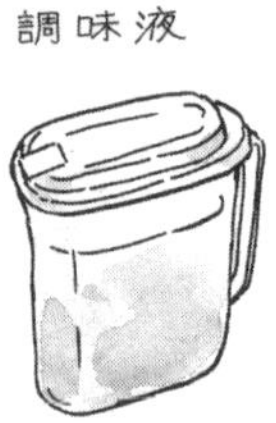

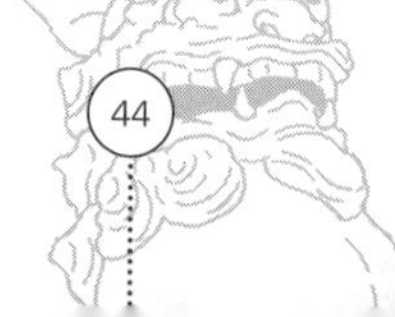

昆布酢

材料　米酢600cc　昆布3〜4枚

純米酢600ccに５cmの昆布３〜４枚を漬け込むだけ。昆布の旨みが入っているので酢のツンとくるクセがなくなり、味も香りもまろやか。我が家ではどんな料理にも市販の酢と同じように使っています。

昆布酢

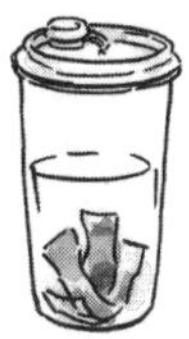

水ダシ

材料　水2ℓ　煮干し120g　昆布20g　干しシイタケ2〜5枚

水に煮干し、昆布、干しシイタケを漬け、冷蔵庫に１晩以上入れておきます。

水ダシ

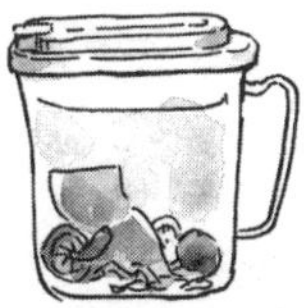

島ダシ

材料　しょうゆ（うす口）1.8ℓ　本みりん900cc　酒（泡盛）450cc　干しシイタケ25g　ジャコ150g　昆布20g　かつお節100g

うす口しょうゆ、本みりん、酒、干しシイタケ、ジャコ、昆布、かつお節を密封容器で漬け込みます。１週間たったら鍋でひと煮立ちさせ、冷ましてから漉して常温保存します。漉し残した材料にしょうゆ、みりん、酒、かつお節を新たに加えて同じように調理すれば二番ダシも取れます。

万能ダシ

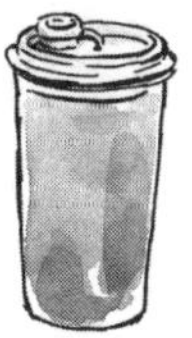

1 応用自在！お味噌を使った基本レシピ

Recipe

001 即席味噌汁の素（華美湯）

言うなれば自家製のインスタント味噌汁！食べたい時に食べたい分だけ、おいしいお味噌汁をパパッと作れます。後から加える具もお好み次第。冷凍保存できるのでまとめて作っておきましょう。

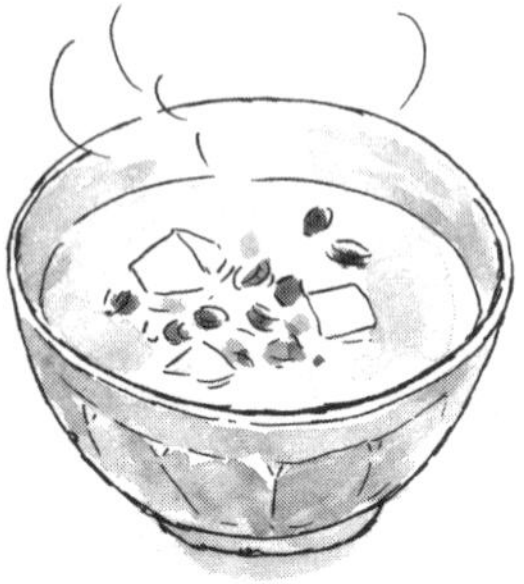

材料（24杯分）

薬膳みそ 500g　干しシイタケ 2枚
水ダシ 50cc　豚ひき肉 150g　ジャコの粉 大さじ 1
自然海塩 小さじ 1　かつお節 100g　乾燥ワカメ 適宜　刻みネギ 適宜

＊作り方＊

①干しシイタケは戻してみじん切りにします。

②かつお節は電子レンジ（強）で 1 分間加熱してパウダー状にします。

③干しシイタケ、水ダシ、豚ひき肉、ジャコの粉、かつお節の粉を合わせ、ラップをして電子レンジ（強）で 5 分加熱します。

④③をフードプロセッサーで滑らかになるまですりつぶします。

⑤④に薬膳みそを加えます。粗熱をとってからさらに乾燥ワカメを加え、こねるように混ぜ合わせます。

⑥平たい密封容器に⑤を入れます。1 食分ずつ取り出しやすいように、ヘラなどで24等分に切れ込みを入れておきましょう。その上に刻みネギを均一にふりかけ、フタをして冷凍庫で保存します。

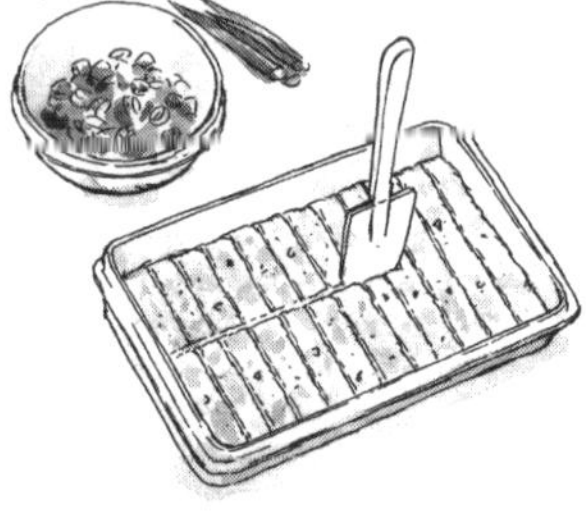

＊1食分の作り方＊

1 食分の即席味噌汁の素を耐熱容器に入れ、水ダシ200ccで溶いたら電子レンジ（強）で 2 ～ 3 分加熱。

POINT　水ダシで溶いた即席味噌汁の素を電子レンジで加熱する前に、豆腐や野菜などお好みの具を加えましょう。お腹をこわした時の具は梅干がおすすめです。

ちょっと
アレンジ
001*

Recipe

キノコとゴーヤーの冷やし汁

沖縄では「お汁かけ」という温かいバージョンをよくいただきます。ここでは冷やし汁にアレンジしてみました。ゴーヤーやショウガがたっぷりの冷やし汁は夏バテ防止に最適です！

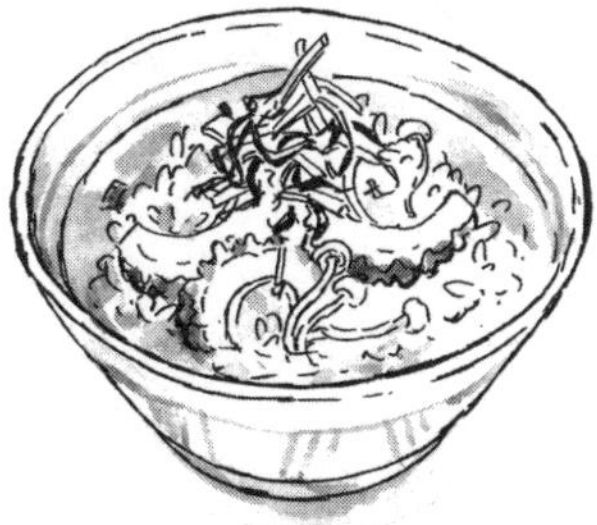

材料
(3~4人分)

即席味噌汁の素 150g　水ダシ 600cc　かつお節 15g（ひとにぎり）
ご飯 400g　ゴーヤー 200g　エノキダケ 100g
ショウガ 50g　青じそ 10g　塩、ゴマ油 適宜

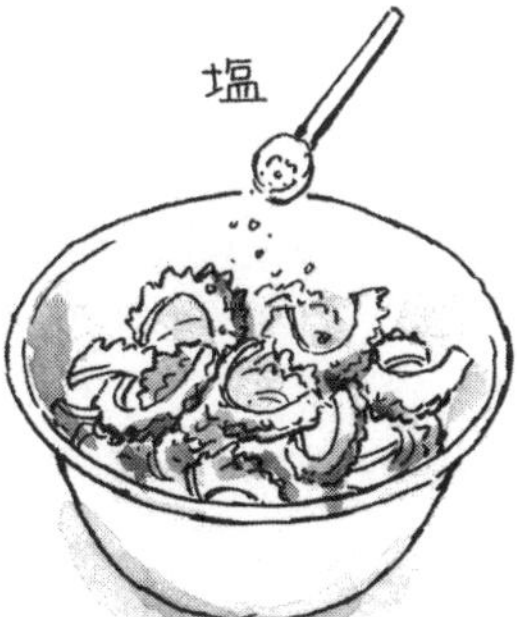

＊作り方＊

① ゴーヤーは縦半分に切り開き、種を取り除いたら厚さ１～２mmぐらいに薄くスライス。小さじ２分の１の塩をまぶしてしばらく置いたら、軽くしぼります。

② 青じそとショウガは千切りに。エノキダケはゴマ油、塩・コショウで炒めて冷やします。

③ 水ダシにかつお節を入れ、ひと煮立ちさせ、漉して、冷まします。

④ ③に即席味噌汁の素、ゴーヤー、エノキダケを入れて混ぜ、器に盛ったご飯にかけます。青じそとショウガをたっぷりのせて出来上がり。

Recipe

002 薬膳みそ入り焼肉のタレ

本当は焼肉のタレというより、総合調味料と名づけたい一品。炒めものの味つけもこれだけでＯＫなんですよ。スープにする時はトマトを加えると西洋風の味に。ぜひお試しあれ！

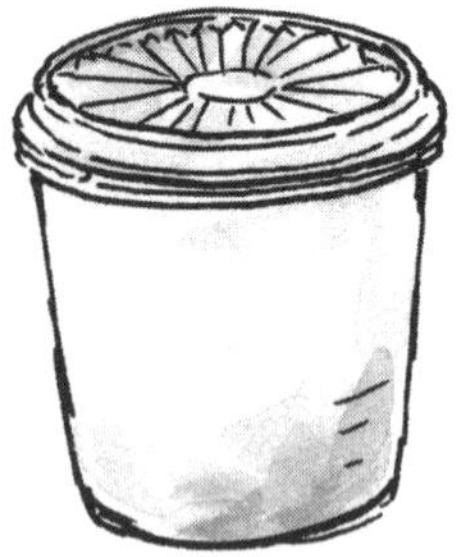

材料

しょうゆ（うす口） 900cc　ゴマ油 100cc　みりん 100cc
薬膳みそ 370g　三温糖 500g　白ゴマ（すりゴマ） 25g
ニンニク 250g　バナナ 4本　リンゴ 2個

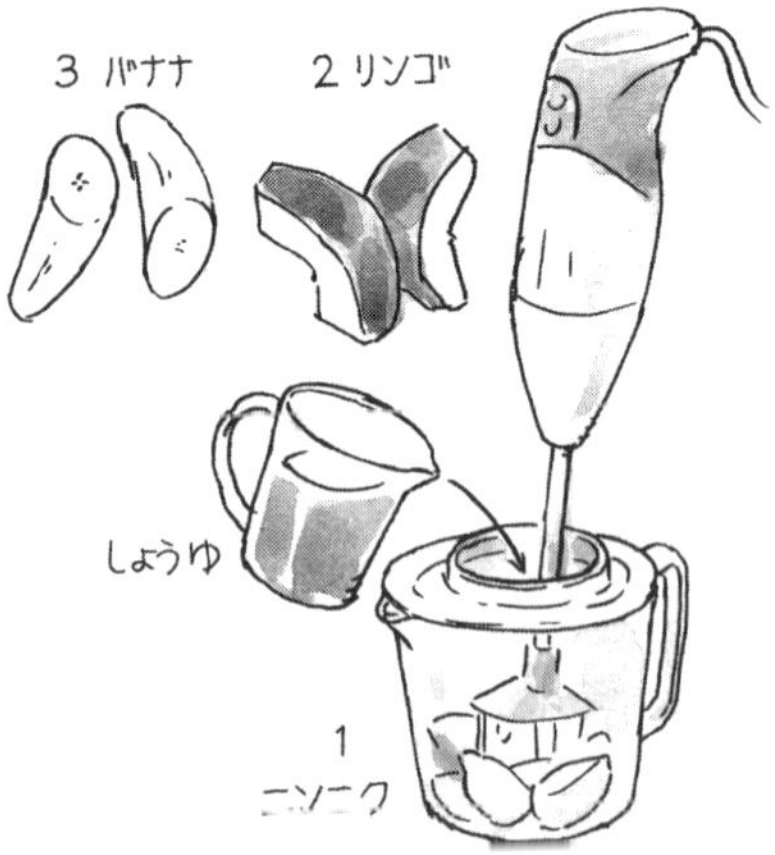

＊作り方＊

①ミキサーでニンニク、リンゴ、バナナと固いものから順に潰します。この時、しょうゆを少しずつ入れましょう。

②①にほかの材料を加え、ミキサーでさらによく混ぜ合わせて出来上がり。

POINT 密閉容器なら常温保存でもOK！

ちょっと
アレンジ
002*

Recipe

ソーキ（スペアリブ）のバーベキュー煮

沖縄では豚の骨付きあばら肉（スペアリブ）をソーキと呼びます。薬膳みそを使った焼肉のたれでじっくり煮込むとおいしさ倍増です。

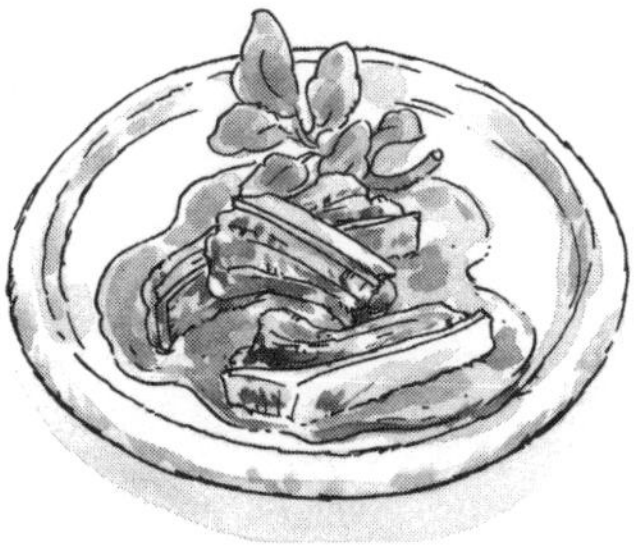

材料（8人分）

ソーキ 1.5kg　紅芋（なければサツマイモ）300g　ニンニク 1玉
トマトピューレ 100cc　トマトケチャップ 100cc
薬膳みそ入り焼肉のタレ 50cc　水ダシ 1カップ
調味料（しょうゆ 30cc、三温糖 15g、酒 5g）→調味液なら 50cc

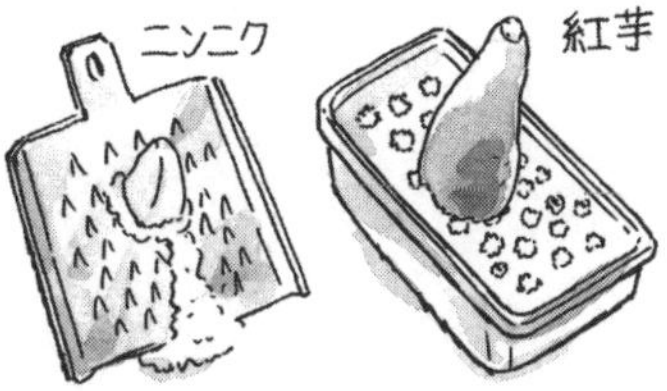

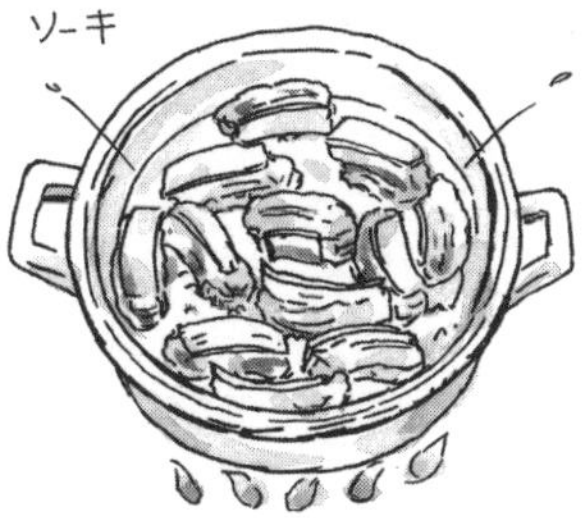

＊作り方＊

① ニンニクと紅芋は別々にすりつぶしておきます。ソーキは食べやすい大きさにカットして水洗いし、フライパンで表面に焼き目をつけます。

② 紅芋と調味液以外の材料をすべて圧力鍋に入れ、中火で加熱し、圧が上がったら弱火で加圧15分。圧力鍋を自然冷却したら、ふたを開けてソーキだけ取り出します。

③ 再び火をつけ、煮汁に紅芋を入れてとろみをつけます。

④ 最後に調味液を加えて味を整えます。

Recipe

003 薬膳みそドレッシング

サラダはもちろん和えものにも使えるドレッシングです。私の料理教室では一番人気と言ってもいいぐらい大好評！野菜をおいしくたっぷり食べられます。

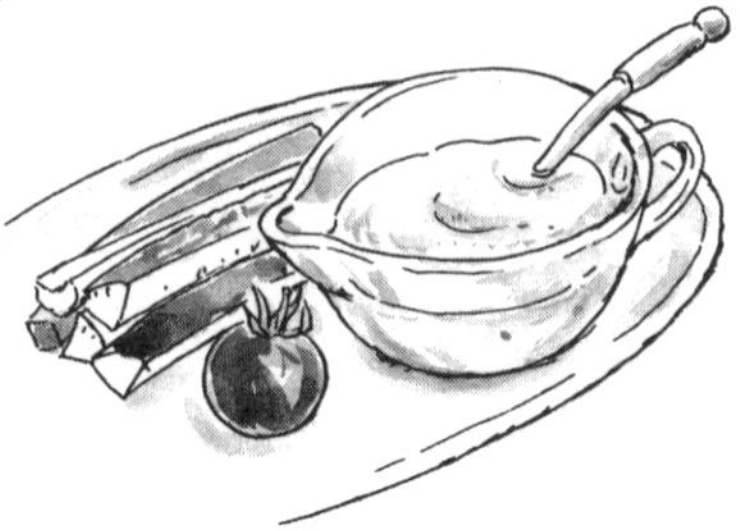

材料

（A）薬膳みそ 250g　砂糖（あれば三温糖） 3/4カップ　酢 50cc
みりん 50cc　酒（あれば泡盛） 小さじ1
（B）卵黄 3個分　サラダ油 150cc　白ゴマ 1/2カップ

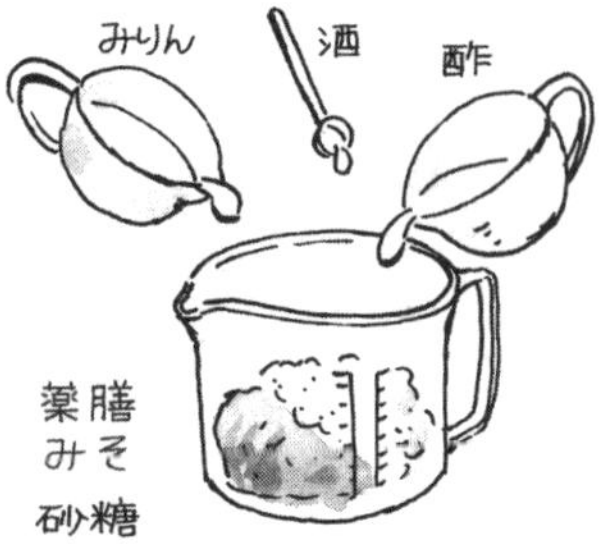

＊作り方＊

① (A) の材料を混ぜ合わせ、電子レンジ（強）で５分間加熱。途中で混ぜ、さらに５分加熱してよく冷まします。

② ゴマは電子レンジ（強）で１分加熱してから、すりゴマにしておきましょう。

③ ①にサラダ油を加えてミキサーにかけ、さらに②と卵黄を加えます。マヨネーズ状に乳化するまでミキサーで混ぜ合わせたら出来上がり。

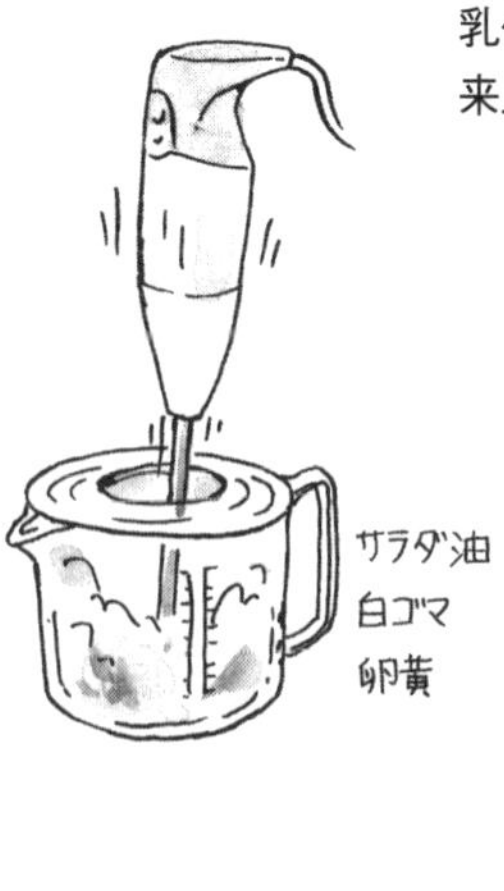

ちょっとアレンジ
003*

Recipe

ミミガー（豚耳）の和えもの

ミミガーはゼラチン質、コラーゲンがたっぷり！コリコリした歯応えが絶品です。手に入らなかったらキクラゲ、春雨、コンニャクの薄切り、鶏のささみ肉などで代用してもおいしいですよ。

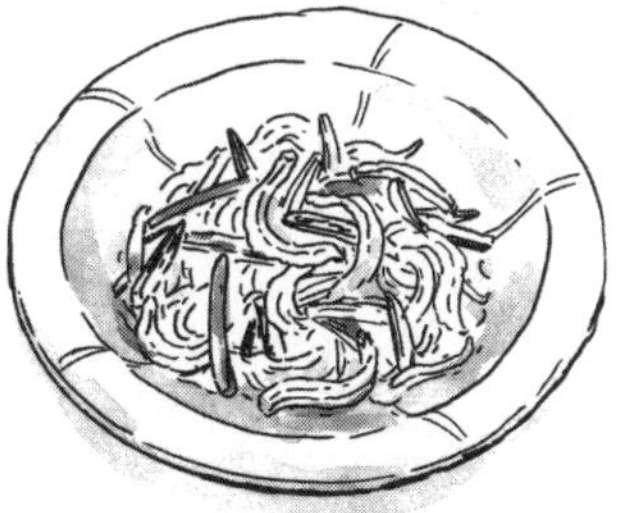

材料（4人分）
ミミガー（豚の耳） 100g　ニンジン 50g　キュウリ 2本　もやし 200g
薬膳みそドレッシング 大さじ4　昆布酢 大さじ2

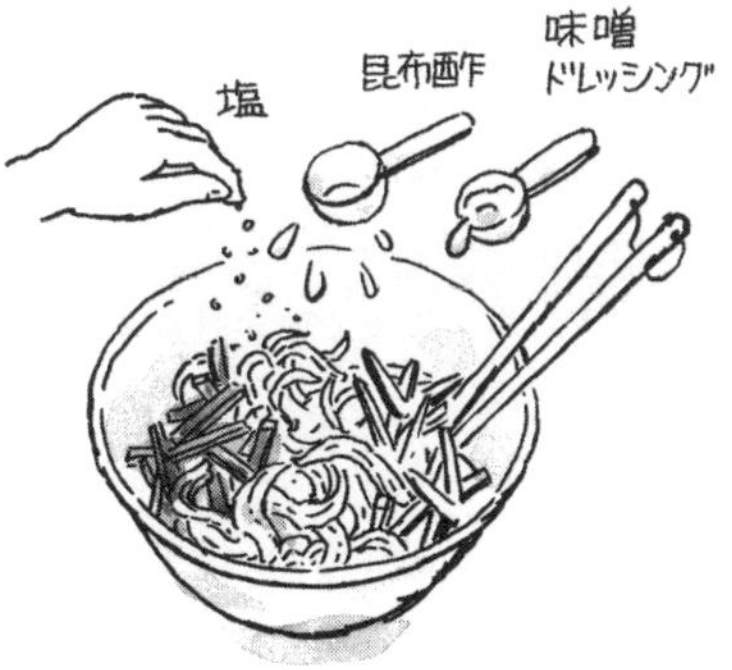

＊作り方＊

①圧力鍋にミミガーの細切りと1カップの水を入れ2分加圧。急冷後、水の濁りがなくなるまで流水で洗います。

②ニンジンを細切りにし、塩ひとつまみをふり、なじませておきます。

③もやしはさっと湯通しして冷ましておきます。

④キュウリは細切りにします。

⑤①〜④をボールに入れ、昆布酢をふりかけてまぶし、塩少々と味噌ドレッシングを混ぜ合わせて出来上がり。

004 梅味噌

梅は疲れを取ってくれるクエン酸がたっぷり。味噌と組み合わせると味がまろやかになり、特に魚料理の味つけによく合います。日持ちがいいのでまとめて作っておきましょう。

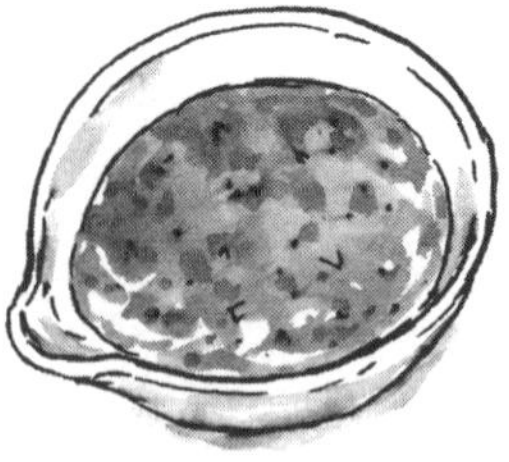

材料 梅 500g　薬膳みそ 500g　三温糖 500g

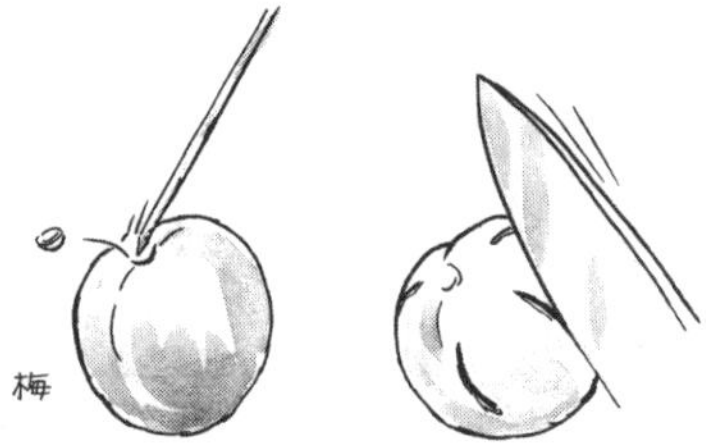

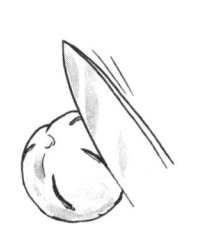

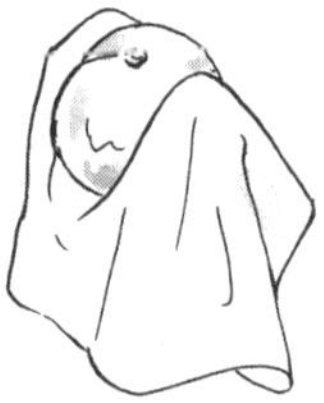

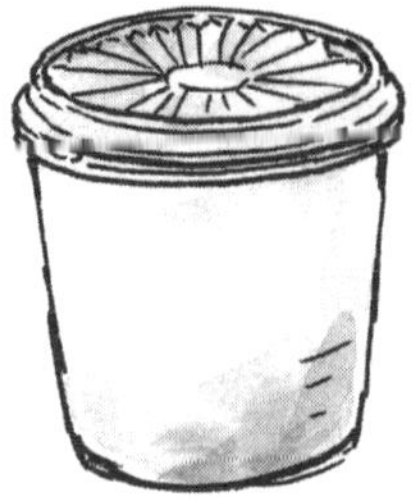

＊作り方＊

①梅は洗ってヘタを取り、水気をよく切ったら表面に4ヵ所ぐらい傷をつけます。

②薬膳みそと三温糖を混ぜておきます。

③密封容器に②を入れ、その中に①を埋め込んで冷蔵庫で寝かせます。

④ 2～3週間すると発酵するのでガス抜きしましょう。冷蔵庫で1ヵ月以上寝かせたら完成です。

ちょっと
アレンジ
004*

Recipe

サバの梅味噌煮

サバの味噌煮を梅味噌で作ってみましょう。梅の爽やかさが隠し味になって普通のお味噌で作るよりもすっきりとした味に仕上がります。

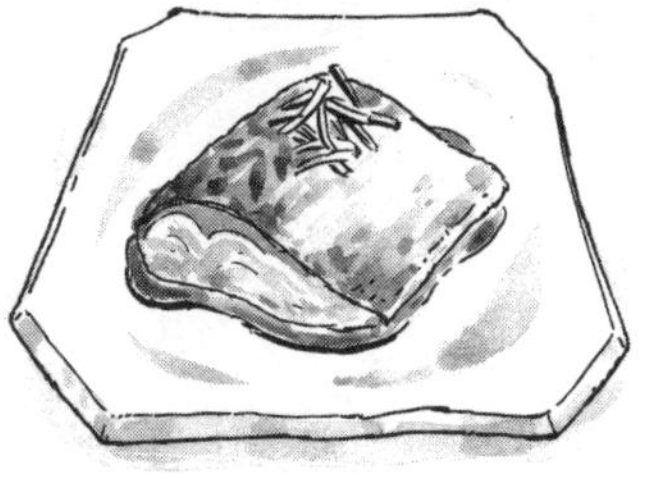

材料
（4人分）

生サバ 1匹　　梅味噌 1カップ　　ショウガ 1片　　ショウガ汁 大さじ1

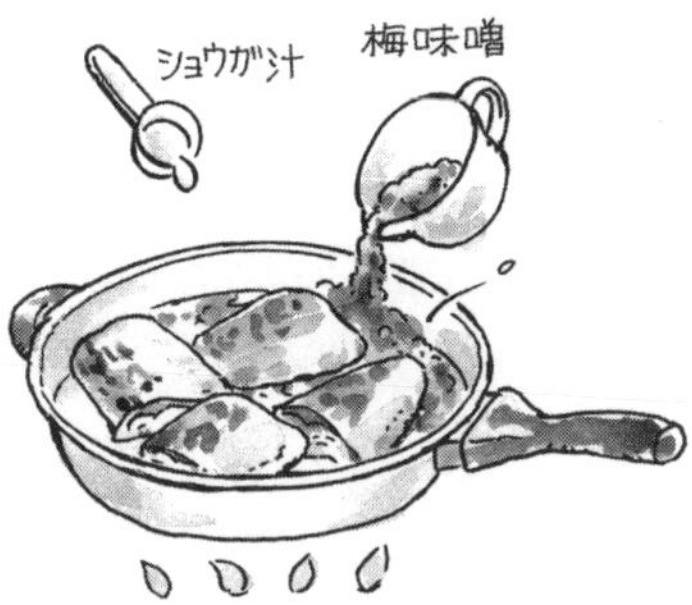

＊作り方＊

①サバは 4 等分して流水で洗い、酒塩をかけて下ごしらえをしておきます。

②浅鍋かふた付きフライパンにサバを並べ、フタをして蒸し焼きにします。

③ちょうどよい焼き色になったら梅味噌とショウガ汁を加え、サバにからめるように少し煮つめます。

④仕上げにショウガの千切りをのせて出来上がり。

005 薬膳みそでお漬けもの—その1

[肉・魚用]

肉や魚の味噌漬けにピッタリの味噌床です。厚さ５mmの豚ロースなら、冷蔵庫で２〜３日漬け込むとちょうど食べ頃です。味噌床にぬかとニンニクを足せば繰り返し使えます。

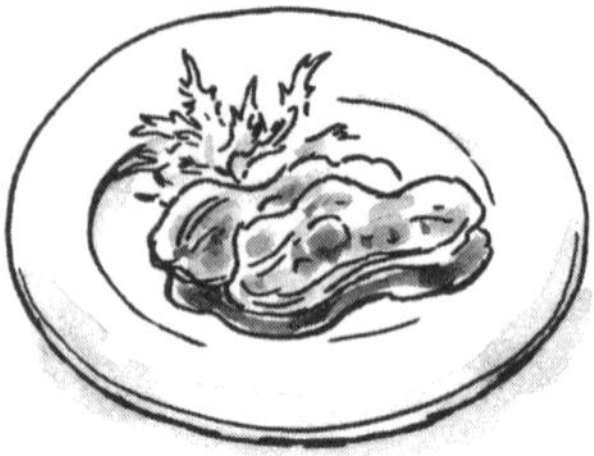

材料	
	薬膳みそ 800g　砂糖 80g みりん 1/2カップ　米ぬか 1カップ　おろしニンニク 大さじ2

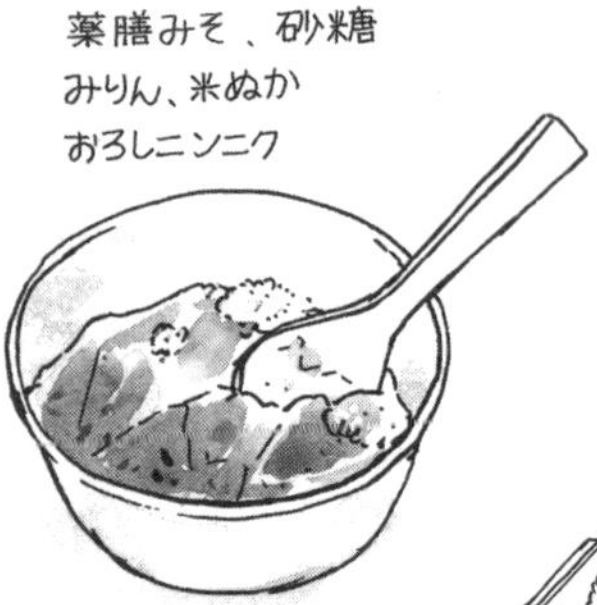

⁎作り方⁎

① すべての材料を入れて練り上げます。

② 密封容器に入れて常温で保存ＯＫ。ただし肉や魚を入れたら冷蔵庫に保存しましょう。

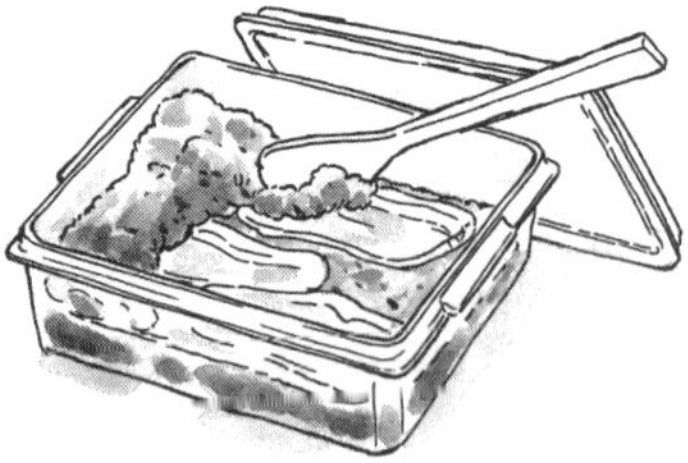

Recipe

006 薬膳みそでお漬けもの—その2

[野菜用]

こちらは野菜の一夜漬けにおすすめ。キュウリ、ニンジン、大根、ナスなど何でも試してみてください。キャベツなど葉っぱの野菜なら、食べる30分ぐらい前に漬けるだけでおいしく食べられます。

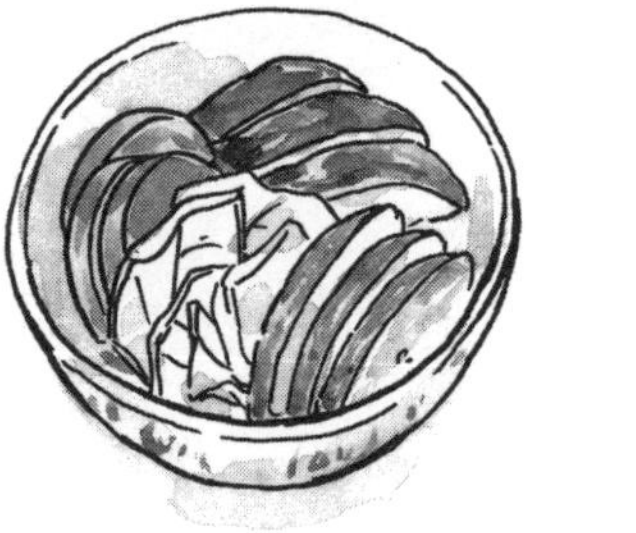

材料

薬膳みそ 2カップ　米ぬか 2カップ　かつお節の粉 大さじ1
ジャコの粉 大さじ1　粉わさび 小さじ1
自然塩 大さじ1

＊作り方＊

① すべての材料を混ぜ合わせるだけでＯＫ。密封容器に入れて冷蔵庫で保存しましょう。

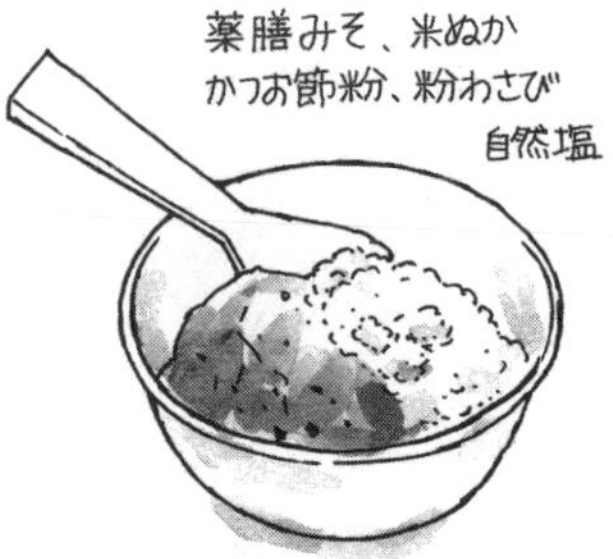

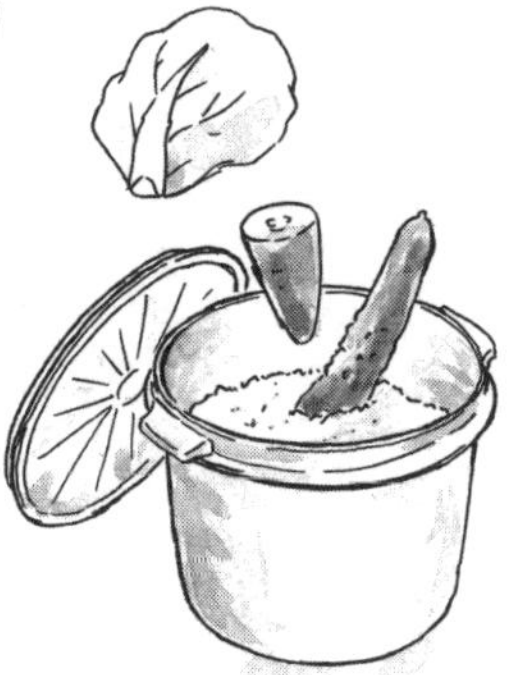

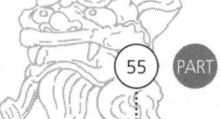

Recipe

007 薬膳みその油味噌（アンダンスー）

油味噌（アンダンスー）は沖縄に昔からある便利な常備菜です。おにぎりの具にしたり、ポーポー（沖縄風クレープ）に巻き込んだり。チャンプルーやイリチーなど炒め料理の隠し味にも利用できます。

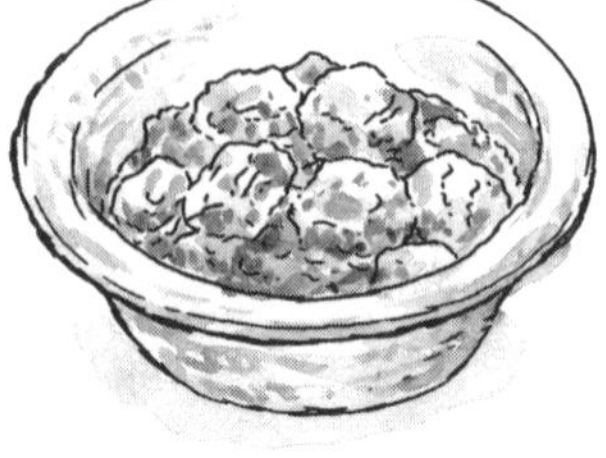

材料　薬膳みそ　大さじ4　　豚の三枚肉　500g　　砂糖　大さじ2
みりん　大さじ4　　ショウガ、ニンニク　適宜

＊作り方＊

①豚三枚肉はたっぷりの湯で柔らかくなるまで茹で、１cm角に切ります。

②①をフライパンで加熱すると脂が出てきますから、１度ザルにあげるなどして余分な脂を取り除きましょう。フライパンに戻した肉にみじん切りのニンニクを加え、香りが立つまで炒めます。

③②へ薬膳みそを入れ、焦げないように炒めます。

④③に砂糖とすりおろしたショウガを加えて混ぜ、弱火で５～７分煮つめれば出来上がりです。

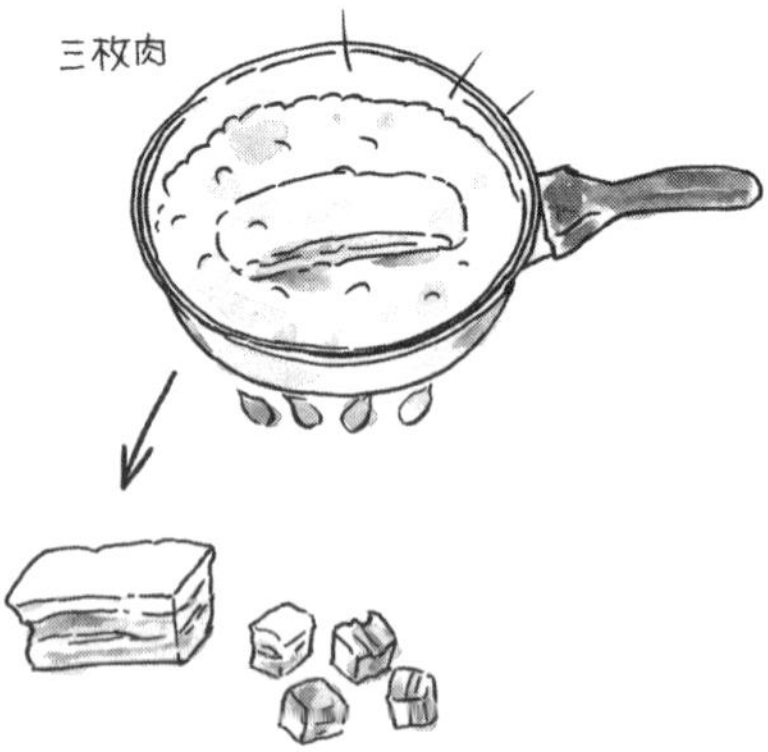

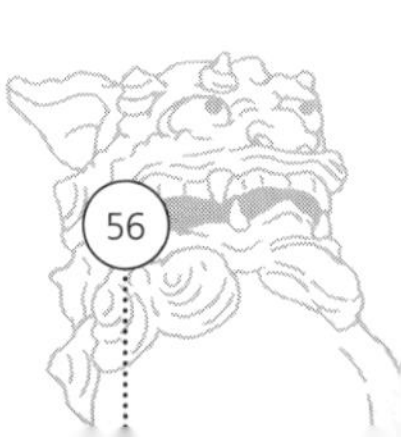

ちょっと
アレンジ
007*

Recipe

大豆と油味噌のコロッケ——味噌かつ風に

初めは「大豆のコロッケってどんな味かな？」と半信半疑で作ってみたのですが、これが自分でも驚くほどのヒット作！　中に詰めた油味噌（アンダンスー）が満足感を与えてくれます。お客様のおもてなしにもぜひどうぞ。

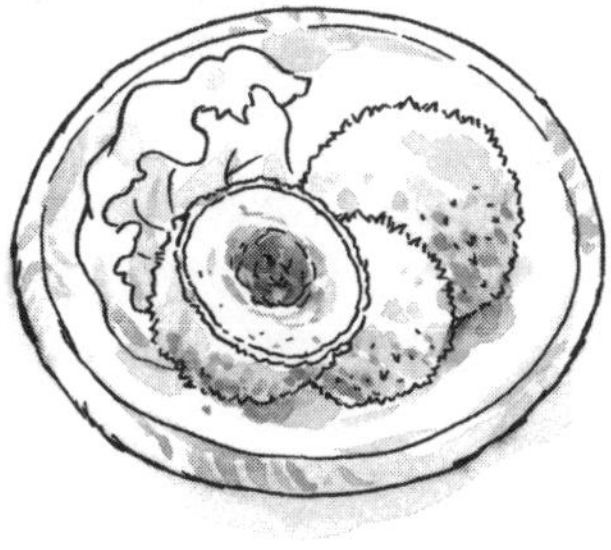

材料
（4人分）

茹で大豆 250g　鶏ひき肉 75g　ニンニク 1片　ショウガ 1片
タマネギ 1/4個　ニンジン 1/4本　パン粉 大さじ2　牛乳 小さじ1
白ゴマ 小さじ2　乾燥ひじき 大さじ1
（A）三温糖（なければ普通の砂糖） 大さじ 1/4　しょうゆ（または万能ダシ） 小さじ1　塩 小さじ1　コショウ 少々　マヨネーズ 小さじ1
アンダンスー・サラダ油・パン粉・とき卵・小麦粉・揚げ油 適宜

＊作り方＊

① パン粉は牛乳に浸しておきます。ゴマはフライパンで煎ってからすりゴマにします。タマネギ、ニンジン、ニンニク、ショウガはみじん切りに。ひじきは水で戻した後、水気を切ります。

② フライパンにサラダ油を敷き、先にニンニクとショウガを炒めます。香りが立ってきたら鶏ひき肉、ニンジン、タマネギを加え、（A）で味つけします。

③ ミキサーに茹でた大豆を入れて潰し、途中で②を入れて全体をなめらかにします。

④ ③を８等分にします。中にアンダンスーを入れて球状に成形し、衣をつけて170℃の油で揚げます。

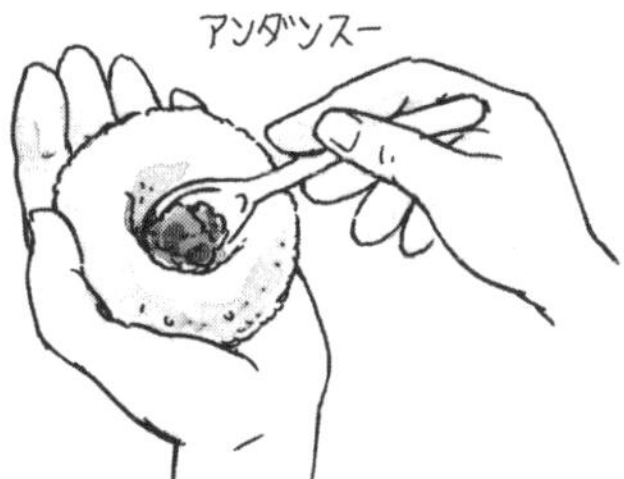

008 味噌しょうゆ

手作りの味噌は密封保存すれば２年ぐらい食べられますが、変色防止の漂白剤を添加していないため徐々に色が濃くなるのが難点。「黒くなってきたな」と思ったらしょうゆに加工しましょう。塩分控えめで深みのある味。市販の減塩しょうゆのように添加物を使っていないし安心ですよ。

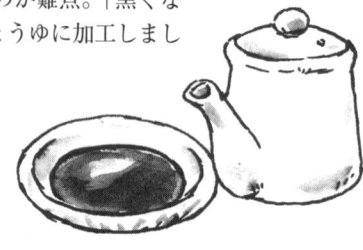

材料

薬膳みそ 1kg　かつお節 300g　昆布 100g　みりん 2カップ
干しシイタケ 100g　水 2カップ　塩 100g　酒 70cc

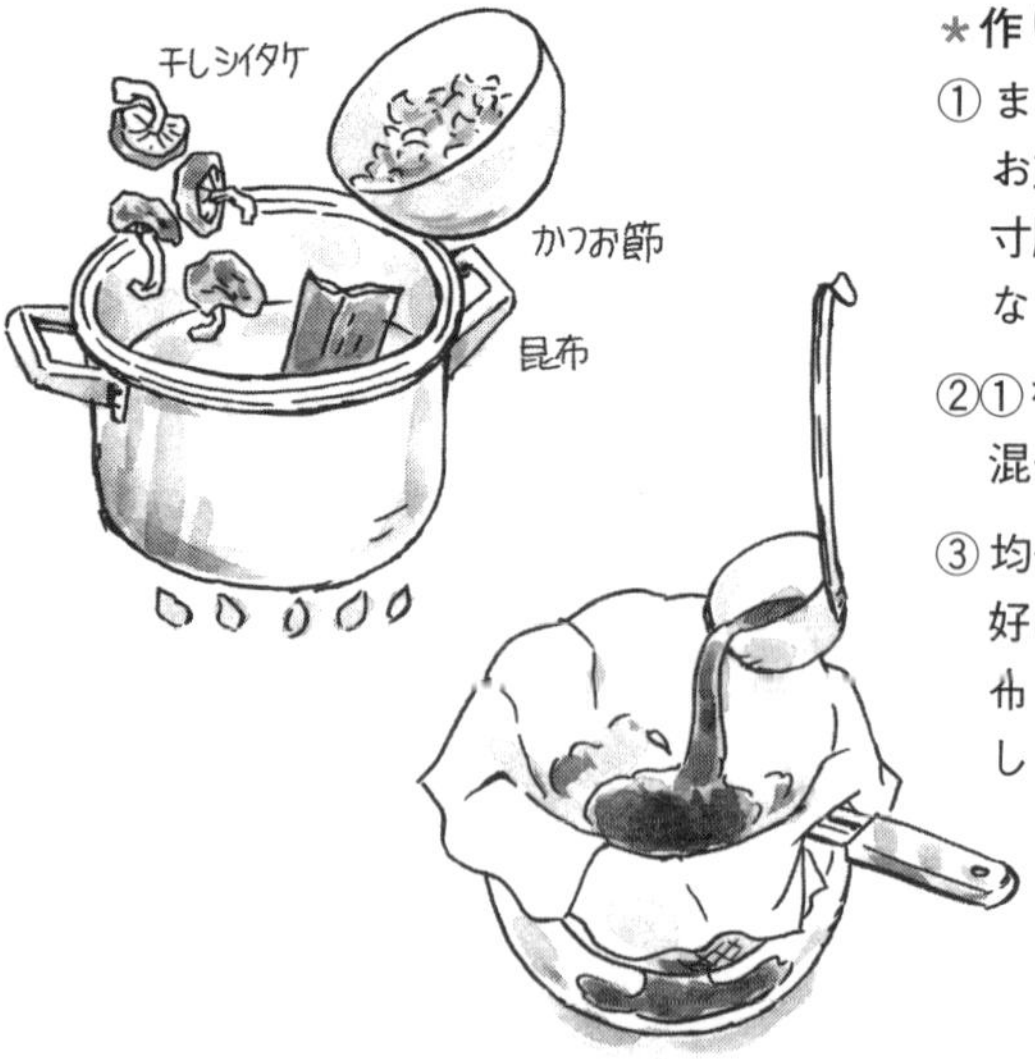

＊作り方＊

① まずダシ汁を作りましょう。かつお節、干しシイタケ、昆布、水を寸胴鍋に入れ、水が半分ぐらいになるまで煮つめます。

②①を木綿の袋で漉し、薬膳みそを混ぜ合わせます。

③ 均一に混ざったら塩とみりんでお好みの味に加減し、さらに２回、巾で漉します。冷蔵庫で保存しましょう。

POINT　沈澱してきたら何度もひと煮立ちさせ、漉して。〝刺身しょうゆ〟にどうぞ！

カンタン！お味噌のおかずレシピ 2

Recipe

009 刻み昆布と三枚肉の炒め煮（クブイリチー）

沖縄のポピュラーな伝統的料理のひとつ。クブは「昆布」、イリチーは「炒め煮」という意味です。

しょうゆを使うことが多いのですが､薬膳みそを使って味噌風味に仕立ててみました。

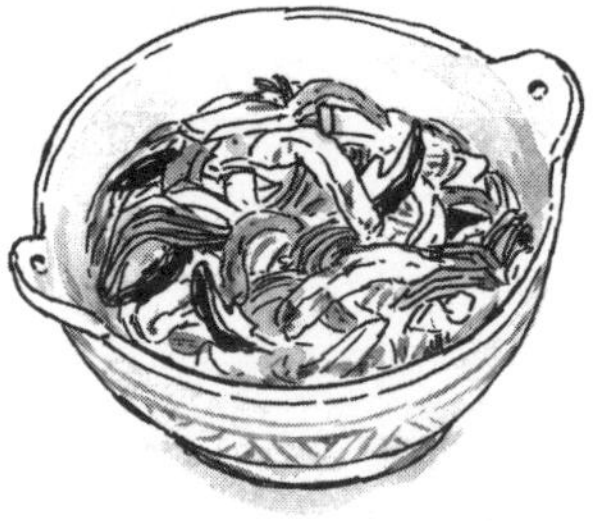

材料（4人分）

刻み昆布（乾燥） 75g　三枚肉（豚バラのかたまり） 250g
かまぼこ 1/2個　シイタケ 5枚　コンニャク 1袋
（A）しょうゆ・または万能ダシ 25cc　調味液 25cc
　　かつおダシ（またはシイタケの戻し汁） 100cc
（B）薬膳みそ 大さじ2　みりん 大さじ2　砂糖 大さじ1

＊作り方＊

①三枚肉はかたまりのままサッと湯通ししておきます。コンニャクはあく抜きし、かまぼことシイタケは細切りに。刻み昆布は水でサッと洗い、10分くらい水に戻して水切りをしておきます。

②ボールに刻み昆布、かまぼこ、シイタケ、コンニャク、合わせ調味料（A）を入れ、ふたをしてひっくり返して味をなじませておきます。

③圧力鍋に②を入れ、クッキングシートに包んだ三枚肉を入れます。中火で加熱、圧が上がったら弱火で5分加圧し、自然冷却します。

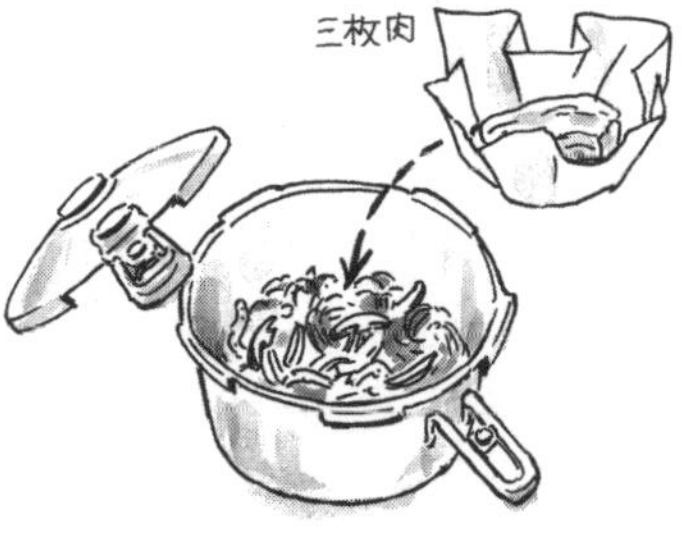

④圧力鍋から三枚肉を取り出して細切りにし、フライパンで軽く炒めます。合わせ調味料（B）を入れ、水っぽさがなくなるまで炒めます。

⑤圧力鍋に④を入れ、しっかり混ぜ合わせれば出来上がりです。

010 鶏肉と冬瓜の味噌煮（トゥイシブインブシー）

鶏肉（トゥイ）と冬瓜（シブイ）の味噌煮（ンブシー）です。冬瓜が手に入らなかったらナスやウリ、キュウリなどでも代用できます。キュウリの味噌煮は意外なおいしさ！どうぞお試しください。

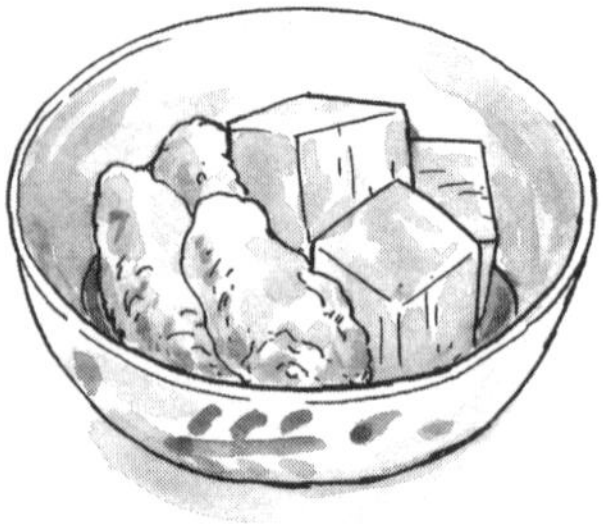

材料（4人分）
冬瓜 500g　鶏肉（手羽中） 500g
薬膳みそ 大さじ2　万能ダシ 大さじ1　ニンニク 1片

★作り方★

①冬瓜は3～5cm角に切ります。ニンニクはスライスに。

②圧力鍋に全材料を入れ、中火で加熱、圧が上がったら弱火で5分加圧した後、自然冷却します。

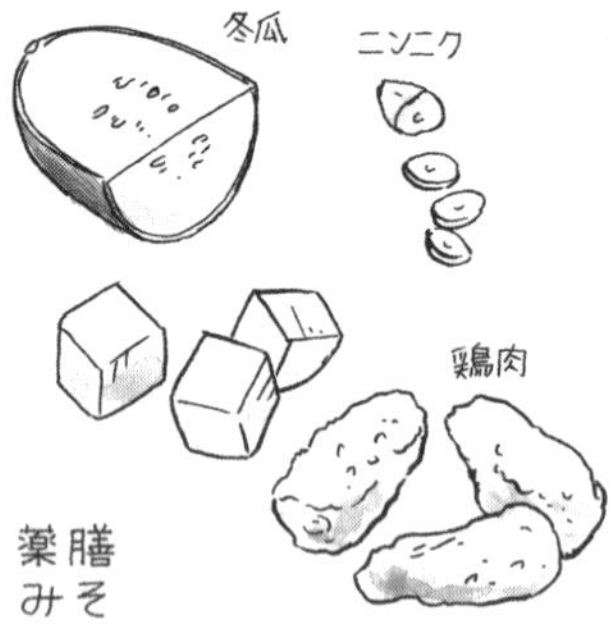

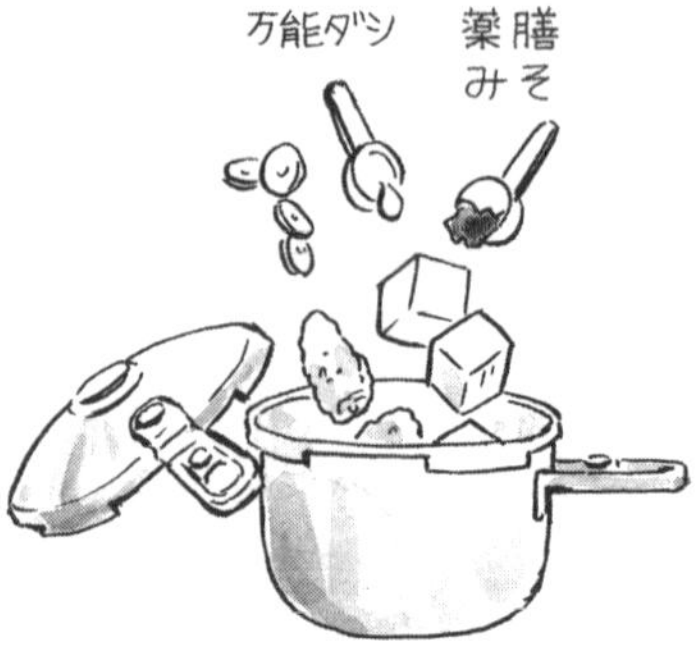

Recipe

011 ヘチマの味噌煮（ナーベラーンブシー）

これも沖縄料理の代表格。ヘチマ（ナーベラー）はゴーヤーとともに、夏バテ防止野菜として欠かせません。手に入らなければナスで代用しましょう。

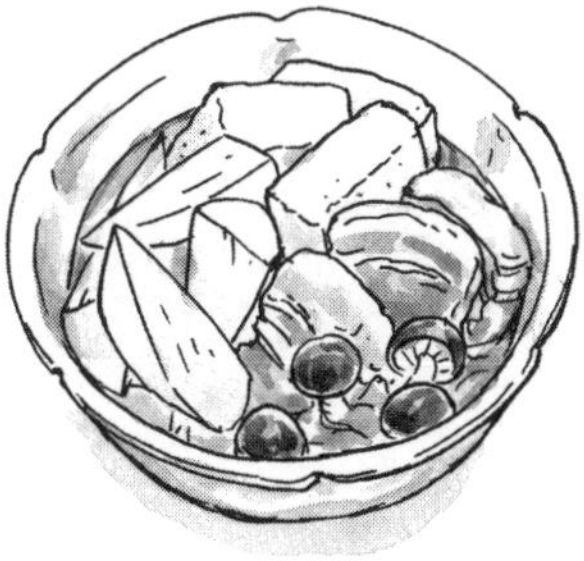

材料（4人分）	
	ヘチマ 500g　豚の三枚肉 100g　島豆腐（なければ木綿豆腐） 200g
	薬膳みそ 大さじ3　シメジ 100g　ゴマ油 大さじ1

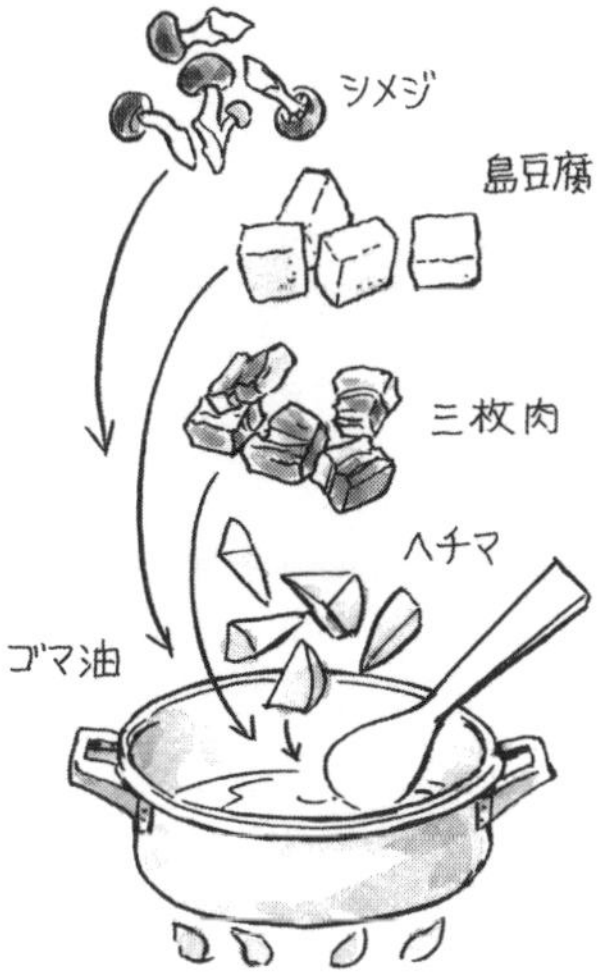

＊作り方＊

① 三枚肉はたっぷりの水で茹で、ひとくち大に切っておきます。茹で汁1/2カップをとっておくこと。

② 豆腐は水気を切り、ひとくち大に。ヘチマは皮をむき、乱切りにします。

③ 鍋にゴマ油を入れ、三枚肉、豆腐、ヘチマ、シメジの順で加えて炒めます。すべて入ったら三枚肉の茹で汁1/2カップと薬膳みそを入れ、ヘチマが軟らかくなるまで中火で煮込みます。

POINT　茹で汁に薬膳みそを溶かしておくと混ぜやすくなります。

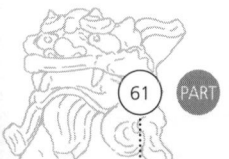

012 ニガウリの味噌煮（ゴーヤーンブシー）

沖縄と言えばやはりゴーヤー（ニガウリ）です。ビタミンCの含有量はレモンの約３倍とか。

チャンプルー（炒め物）やお浸しも捨てがたいけれど、あの独特の苦みと薬膳みその組み合わせもクセになるお味ですよ。

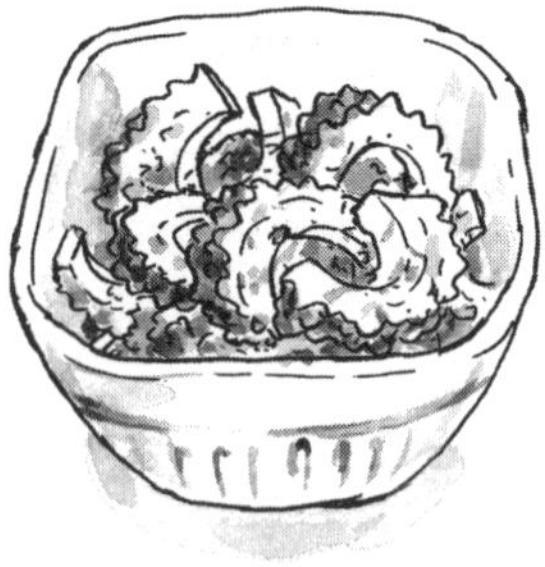

材料（5人分）　ゴーヤー　中2本　　かつお節　50g　　薬膳みそ　60〜70g　　水　600cc

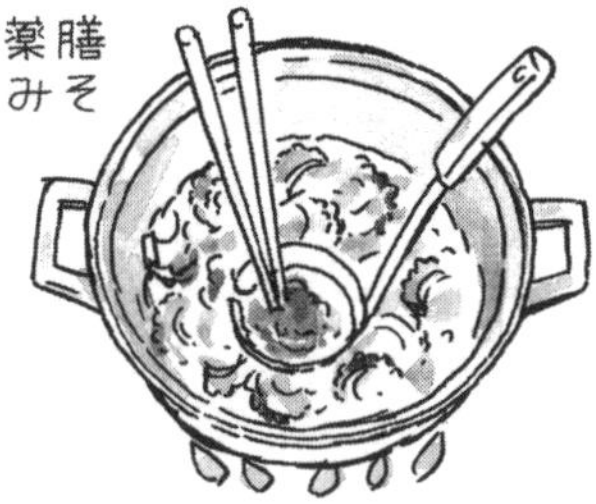

＊作り方＊

①ゴーヤーは縦２つに切り、種を取り出して厚さ５cmに切ります。

②鍋にゴーヤー、かつお節、水を入れて中火で煮ます。

③沸騰してきたら弱火にし、薬膳みそを溶き入れてさらに20分ほど煮ます。

④盛りつける際に食べやすい大きさに切り分けましょう。

Recipe

013 豚三枚肉の昆布巻き

昆布巻きと言えば、鮭やニシンなど、魚を巻くことが多いですが、私の昆布巻きは沖縄らしく豚を巻いてしまいます。

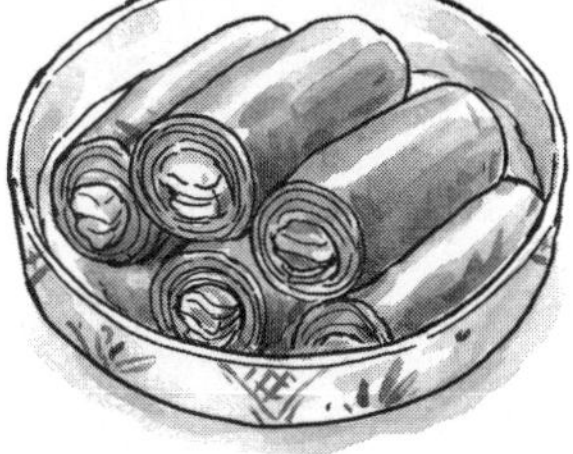

材料
(6〜8人分)

豚バラ肉（かたまり） 600g　　昆布（乾燥） 24cm×8枚
薬膳みそ 大さじ2　　水ダシ 100cc　　砂糖 大さじ4
しょうゆ（または万能ダシ） 50cc　　酒塩 大さじ 2

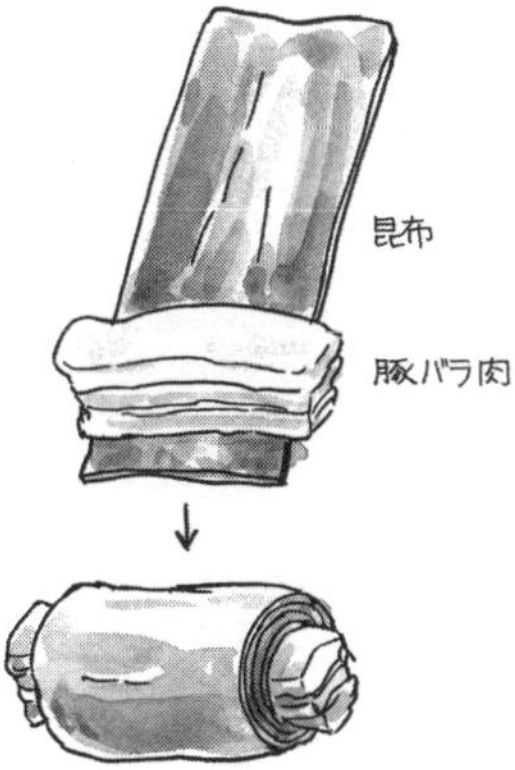

＊作り方＊

①昆布は表面を拭いて汚れを落とし、水につけて戻します。戻し汁は１カップ取っておきます。

②肉は昆布の幅より少し大きめになるように、８つに切り分けます。

③昆布を縦長に置いて肉を巻きます。

④圧力鍋に昆布の戻し汁１カップとすべての調味料を入れ、昆布巻きを並べたらクッキングシートをしき、落としぶたをして中火で加熱します。

⑤圧が上がったら、弱火で20分間加圧します。自然冷却で圧を下げます。

Recipe

014 にんにく風味のこってり味噌かつ

名古屋名物味噌かつをアレンジしてみました。私の味噌かつのポイントはお肉のほうに味をつけてしまうこと。こうすると味噌ダレも必要なしでお弁当にも最適です。

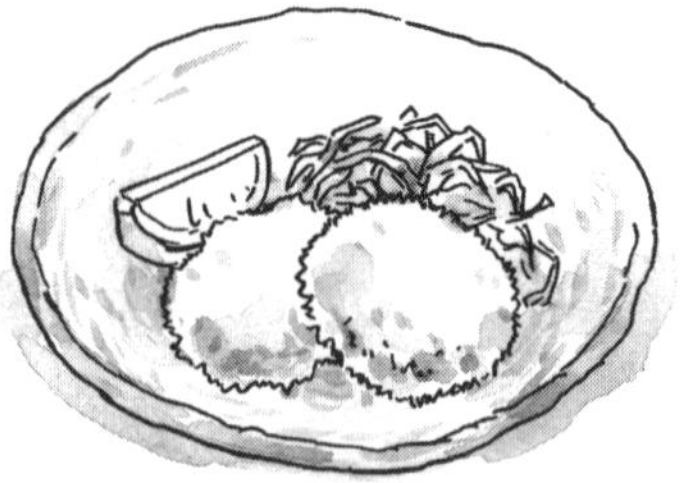

材料（4人分）

豚ひれ肉 500g　卵 1個　薬膳みそ 大さじ2
すりつぶしたニンニク 大さじ1　パン粉 適宜

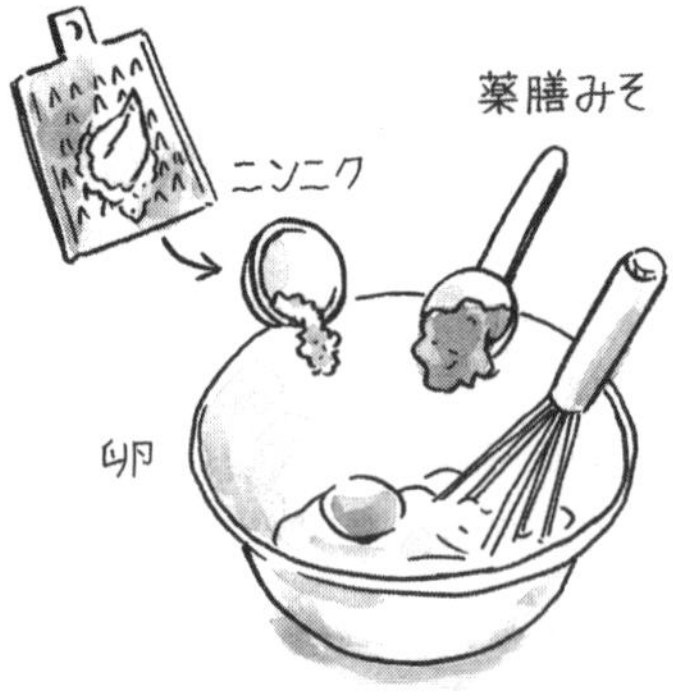

＊作り方＊

① 豚ひれ肉は8等分にします。

② 卵、薬膳みそ、すりつぶしたニンニクを混ぜておきます。

③ 肉に小麦粉をまぶし、②をもみ込んだあとパン粉をつけます。

④ 160℃の油でじっくり揚げて出来上がりです。

Recipe

015 豚レバーの塩がま焼き
——薬膳みそドレッシングを添えて

レバーは鉄分など栄養が豊富で体にいいけれど、独特のクセがあるせいか子供たちはなかなか食べてくれません。でも、この料理なら大丈夫！臭みが消えてみんなレバーが大好きになります。

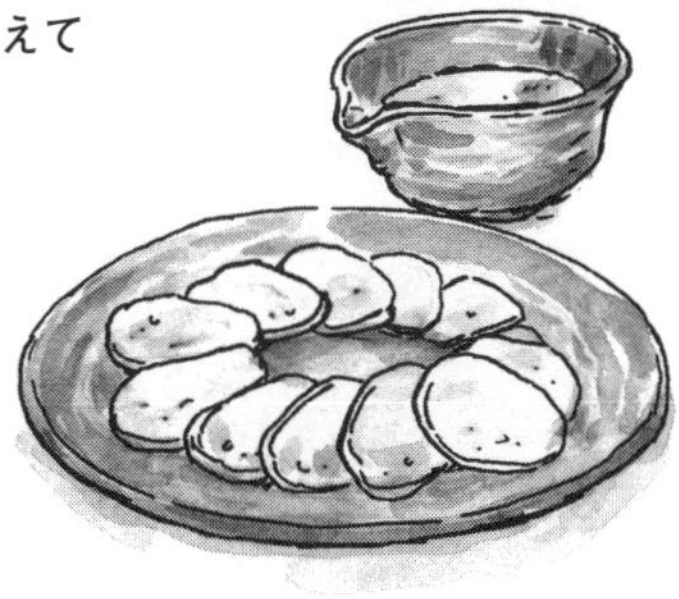

材料（4〜5人分）

豚レバー 500g　自然塩 1kg　オレガノ、バジル 各大さじ1
すりおろしニンニク 適宜
薬膳みそドレッシング（P50参照）適宜

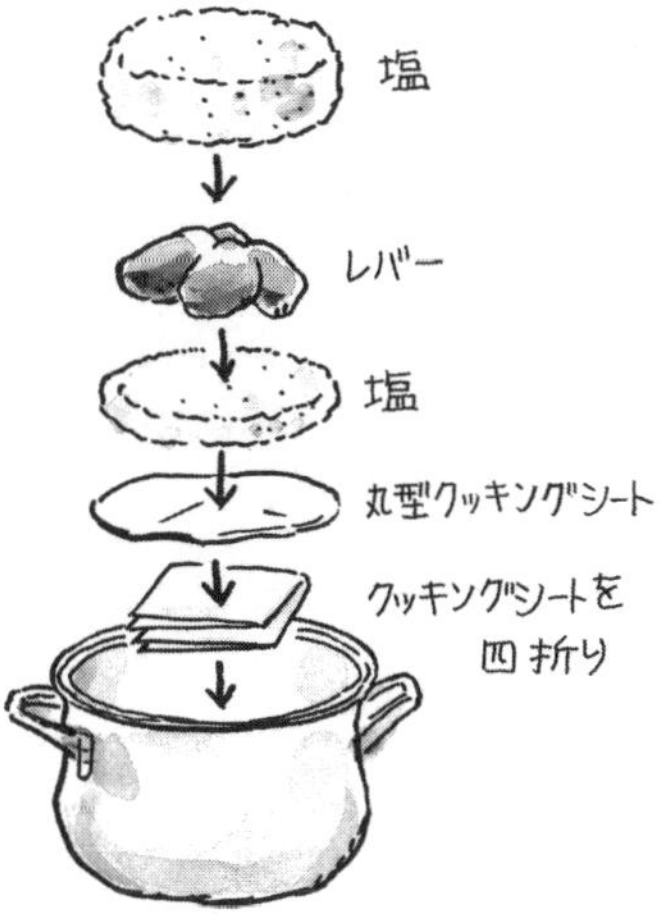

＊作り方＊

①豚レバーは水できれいに洗い、厚みのある部分にフォークで穴を開けます。さらに酒塩で表面のぬめりを取り、自然塩、オレガノ、オレガノ、バジル、すりおろしニンニクを全体にまぶしておきます。

②深鍋に4つ折りにしたクッキングシートを敷き、その上にもう1枚丸型のクッキングシートを敷いたら塩の1/3を入れます。そこにレバーの盛り上がったところを下に向くように置き、上から残りの塩を入れてレバー全体を覆います。

③中火で香りが立つまで加熱し、さらに弱火で15分加熱します。レバーの厚いところを竹串などで刺してみて、赤い肉汁が出なければ出来上がりです。

④加熱後すぐに取り出し、水で塩を洗い流して完成。薄切りにして薬膳みそドレッシングをかけて召し上がれ。

Recipe

016 味噌味タコライス

米兵たちが持ち込んだメキシコ料理のタコスを、タコス屋さんのオーナーがご飯ものにアレンジ。タコライスは今や沖縄の名物料理の１つです。薬膳みそを使ってちょっと和風に仕上げてみました。

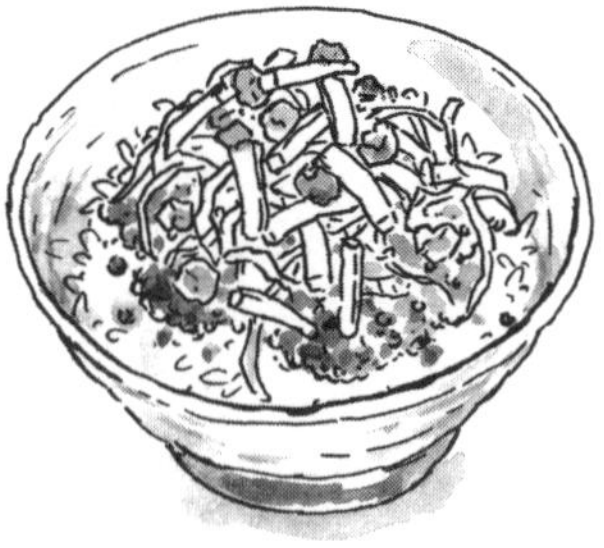

材料（4人分）

豚と牛の合びき 450g　ニンニク 4片　薬膳みそ 大さじ2
チリパウダー 5g　ガーリックチリソース 大さじ2と1/2　コショウ 適宜
ご飯 700g　レタス 中1/4個　トマト 中1個　チェダーチーズ 160g

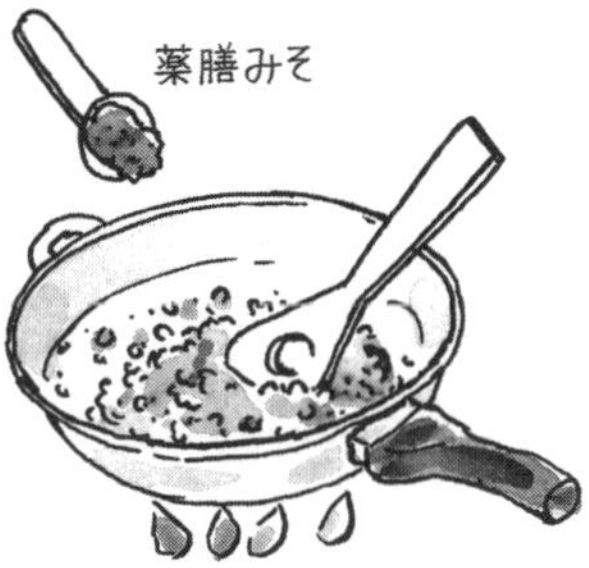

＊作り方＊

① フライパンでニンニクのみじん切りとひき肉を炒め、ひき肉がそぼろ状になったら薬膳みそを入れます。

② 味噌が全体に混ざったらチリパウダー、ガーリックチリソース、コショウを加えます。全体に味がなじんで汁気が少なくなったらタコスミートの出来上がり。

③ 温かいご飯を皿に盛り、タコスミート、千切りのレタス、粗みじん切りのトマト、チーズの順でのせます。

POINT　ガーリックチリソースがない場合は、かわりにタバスコ大さじ1、酢大さじ1で代用しましょう。

Recipe

017 味噌味の炊き込みご飯（クファジューシー）

クファジューシーは炊き込みご飯のこと。沖縄では旧盆の初日と冬至に必ず作ります。味噌入りのこのクファジューシーはたっぷり入れたショウガが決め手。米を半分量にしてマーガリン、青じそ、卵を加えるとリゾット（雑炊）にもなります。

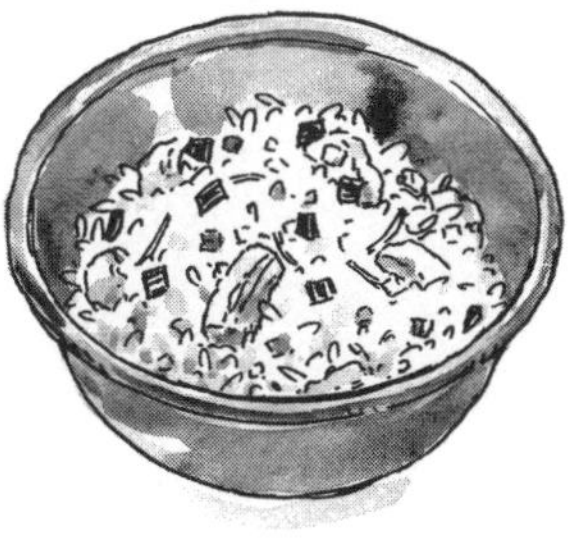

材料
（4人分）

白米（または3分づき） 4カップ　水 4カップ　豚の三枚肉 200g
タマネギ 1/2個　ニンジン 1本　シイタケ 3枚　ショウガ 3片
ニラ 半束　薬膳みそ 30g　しょうゆ、または万能ダシ 50cc

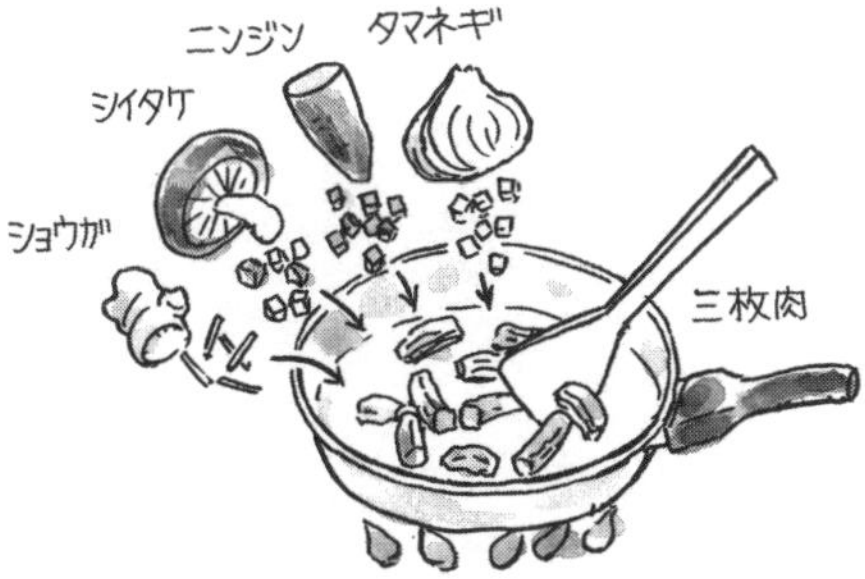

★作り方★

① 三枚肉は湯通しした後、太めの細切りにし、フライパンでみじん切りのタマネギ、ニンジン、シイタケ、千切りのショウガと一緒に炒めます。

② 炊飯器に米と水をセットし、①と薬膳みそ、しょうゆ、または万能ダシを入れて炊きます。

③ 炊き上がった直後にニラのみじん切りを加え、しゃり返しをして蒸らしたら出来上がり。

018 3分づき玄米の味噌リゾット

玄米粥は体にいいと昔から言われています。玄米粥をちょっとアレンジして、洋風のリゾットに仕立ててみました。

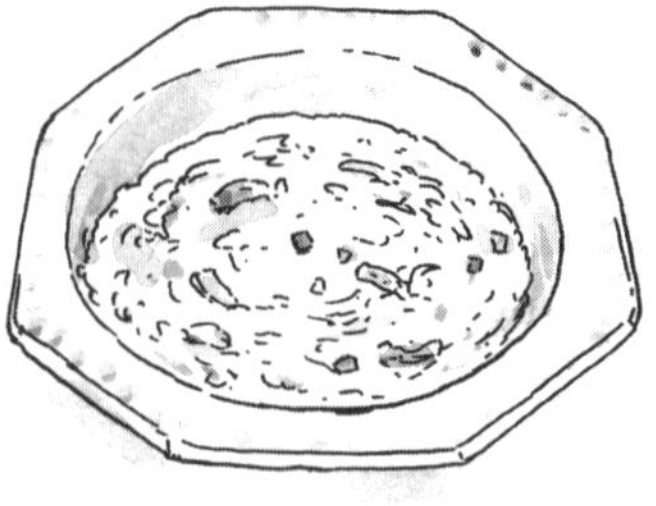

材料
（4人分）

（A）三枚肉 200g　　酒塩 少々　タマネギ 1/2個　ニンジン 1本
シイタケ　3枚　　3分づき玄米 2カップ　　水ダシ 4カップ
ショウガ（細切り）100g　　薬膳みそ 30g
しょうゆ（または万能ダシ）100cc
（B）ニラ 半束　　溶き卵 2個分　　マーガリン 50g

＊作り方＊

①肉は細目に小さく切って、酒塩少々を振っておきます。

②①と細かく刻んだ玉ねぎ、にんじん、シイタケを炒めます。

③（A）を圧力鍋に入れ、中火で加熱、圧が上がったら弱火で５分加圧。加圧後自然冷却。

④ふたを開けたら、（B）の材料を入れふたをし、余熱で熱を入れます。
＊玄米の場合は、加圧時間を７分にしましょう！

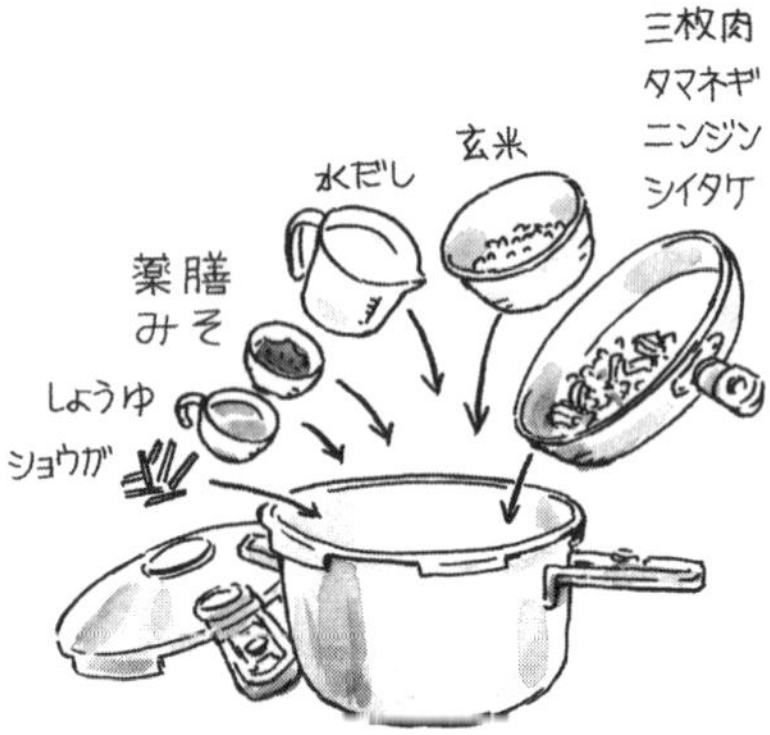

019 昆布巻きサンマのカルシウム煮

昆布巻きを今度はサンマで作ってみます。旬になると安く出回るサンマを骨ごと食べてしまいましょう。

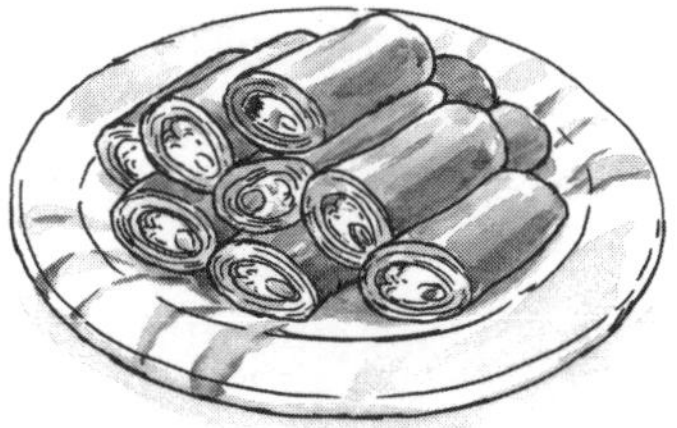

材料（4人分）	サンマ 10匹　乾燥昆布 24cm×20枚　ショウガ 100g 梅サワー 100cc　薬膳みそ 大さじ2　調味液 100cc スキムミルク 大さじ2　粉黒糖 100g

＊作り方＊

① サンマは頭と内臓を取り、水洗いしてから2つに切ります。ショウガはスライスしておきます。

② 昆布は水で戻します。

③ サンマに昆布を巻きつけます。

④ ③を圧力鍋に並べ、ショウガ、梅サワー、薬膳みそ、調味液、スキムミルク、粉砂糖を入れ、クッキングシートをしき、落としぶたをします。ふたをしたら中火で加熱し、圧が上がったら弱火で25分加圧した後、自然冷却します。

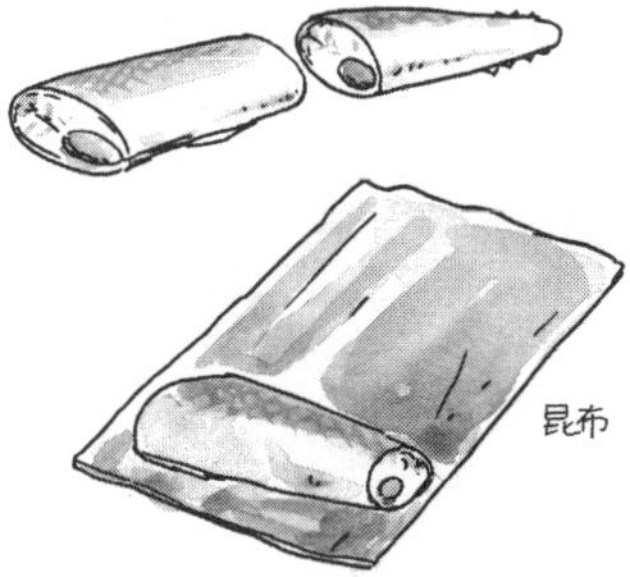

＊梅サワーの作り方＊　青梅 5kg　氷砂糖 5kg　ミツカン酢 1.8ℓ

① 青梅はヘタを取り、洗って水分を拭き取り、3〜4ヶ所に傷を入れる。

② 容器（5.5ℓ容量）の中に入れ、氷砂糖、酢を注ぐ。

＊氷砂糖は1度に5kg入らないので、氷砂糖の溶け具合を見て入れていきましょう

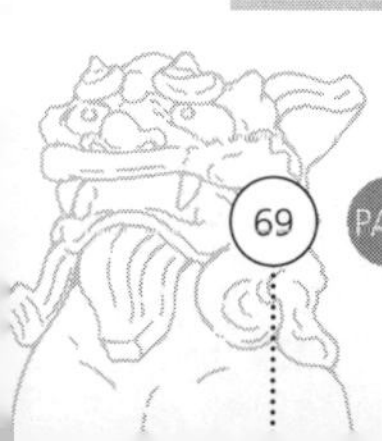

Recipe

020 梅味噌のジーマーミ豆腐（ピーナッツ豆腐）

ゴマ豆腐に似ているジーマーミ豆腐（ピーナッツ豆腐）は沖縄の自慢料理の１つ。私は食感を楽しめるようにタピオカ入りにアレンジしています。調味液でもおいしいけれど、梅味噌でいただくと後味も爽やか！

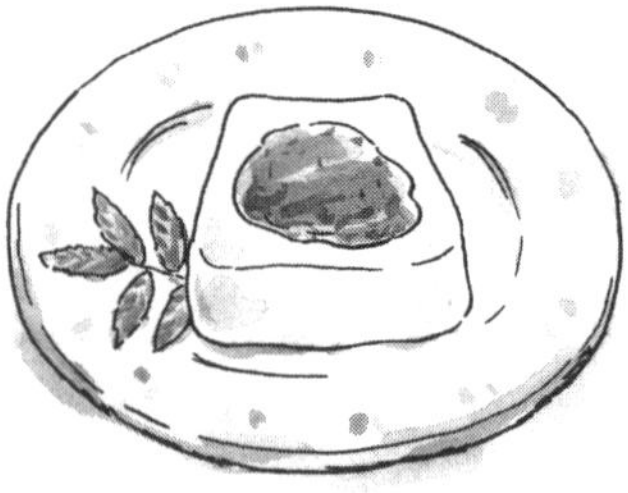

材料（4人分）

生ピーナッツ 170g　芋くず（なければくず粉）50g
タピオカの粉 50g　梅味噌（P52参照）適宜

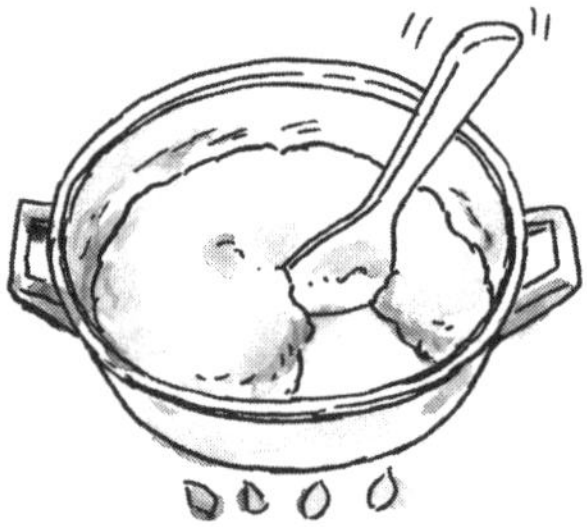

★作り方★

①皮つきのピーナッツを２時間以上水に漬けたあと、皮をむきます。

②①と水300ccをフードプロセッサーにかけ、トロリとしたら水500ccを加えて布巾で絞って漉します。

③芋くず、タピオカの粉、水200ccを混ぜ、材料が水になじんだら②と一緒に鍋に入れます。

④15分ほど中火にかけると、少しずつ固まり始めます。ダマができやすいので木ベラなどでかき混ぜましょう。

⑤粘りが出てきたら、さらに１時間ほど加熱。底にこびりつかないように混ぜながら、木ベラにつかなくなるまで練り上げます。

⑥煮上がりはピーナッツの生臭さがなくなり、全体に透明感が出てきたくらいが目安。後は密封容器やプリン型に流し入れ、冷蔵庫で冷やし固めたら出来上がり。上に梅味噌をのせてどうぞ召し上がれ！

Recipe

021 もずく豆腐

沖縄ではもずくをいろいろな料理にしていただきます。このもずく豆腐は、もずく味噌チャンプルー（もずくの味噌炒め）にひと手間加えたもの。急なお客様の時の突き出しなどに重宝します。

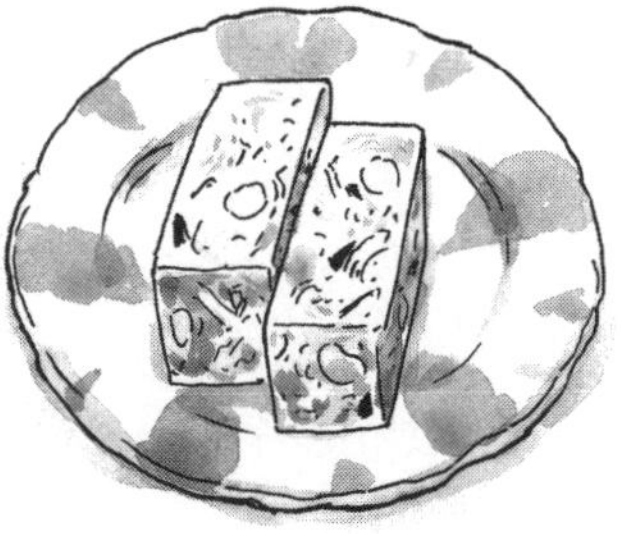

材料（8人分）
もずく 150g　しょうゆ（または万能ダシ）大さじ2　薬膳みそ 大さじ1
ゴマ油 小さじ1　ニンニク 1玉（6片）　ニンジン 1/2本　シイタケ 1枚
茹で大豆 1/2カップ　ツナ缶 1缶　ショウガ 50g　唐辛子 1本
モヤシ 100g　ニラ 50g　寒天 1本　かつおのダシ汁 150cc

＊作り方＊

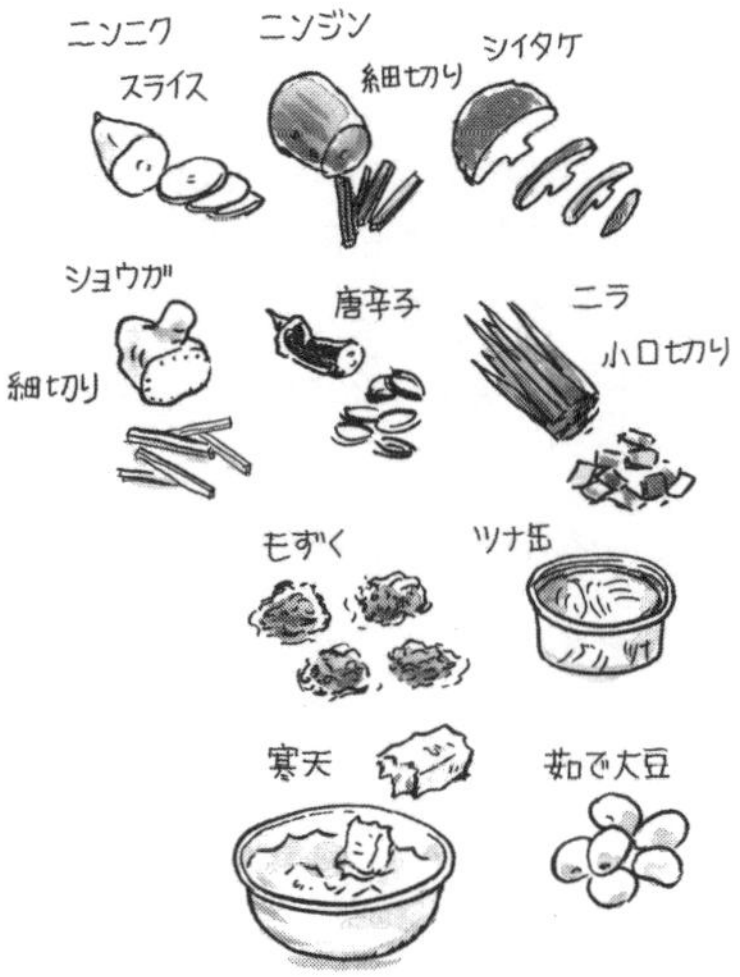

①ニンニクはスライス、ニンジンとシイタケは細切り、ショウガは細切り、唐辛子は輪切り、ニラは小口切りにします。もずくは5cmぐらいにカットしておきましょう。寒天は手で適当な大きさにちぎり、水でふやかします。

②鍋にゴマ油を入れ、先にニンニクとショウガを炒めます。香りが立ってきたらニンジン、シイタケ、茹で大豆、ツナ、ショウガ、唐辛子を入れて炒め、途中でもずく、しょうゆ（または万能ダシ）、薬膳みそを加えます。
＊しょうゆに味噌を入れておくと混ぜやすい！

③別の鍋を用意し、寒天をかつおのダシ汁で煮溶かします。

④②に③を加え、最後にニラを入れて流し箱か密封容器に流し入れます。

⑤粗熱が取れたら冷蔵庫でよく冷やし、8等分にして皿に盛ります。わさびじょうゆをかけて召し上がれ。

デザートにもお味噌を　3

Recipe

022　味噌ポーポー（味噌風味の沖縄風クレープ）

ポーポーという可愛い名前のお菓子はクレープにそっくり。油味噌を巻いて食べるのが一般的ですが、ここでは薬膳みそを使ったカンタンレシピをご紹介しましょう。甘さ控えめで男性にもおススメですよ。

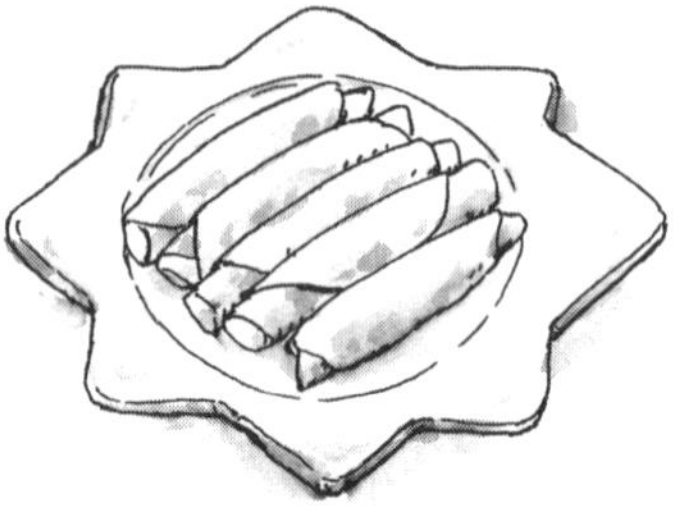

材料（20個分）	
ミックス粉 200g　卵 1個　薬膳みそ 大さじ1　牛乳 100cc	
水 50cc　サラダ油 25cc	

＊作り方＊

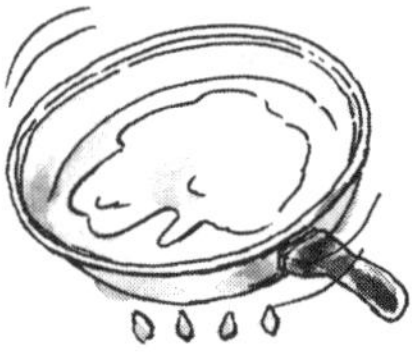

①溶いた卵に薬膳みそ、牛乳、水を加え、泡立て器でよく混ぜ合わせます。

②①にミックス粉を入れ、ダマにならないように気をつけながら混ぜ合わせます。

③熱したフライパンにサラダ油をひいて、適量の②を流し入れて薄く焼き上げます。

④焼き上がったら台の上に広げ、片面に薬膳みそを塗ってクルクルと巻いて出来上がり。

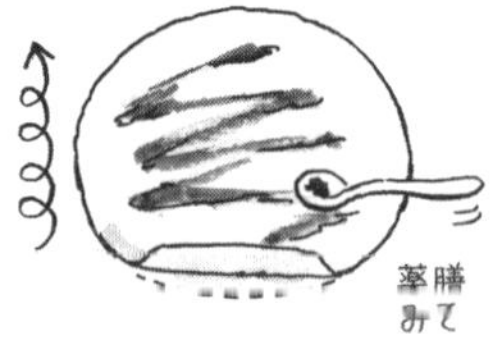

＊ミックス粉の作り方＊　小麦粉500g、三温糖100g、粉黒糖200g、ベーキングパウダー大さじ１と1/2を混ぜるだけ。密封容器に保存しておきましょう。

Recipe

023 薬膳みそ入りサーターアンダギー

サーターアンダギーはもう有名かもしれませんね。沖縄のドーナツのようなお菓子です。黒糖入り、カボチャ入りなどバリエーション豊かですが、薬膳みそを入れたこれは味、香りともに抜群！　ぜひお試しください。

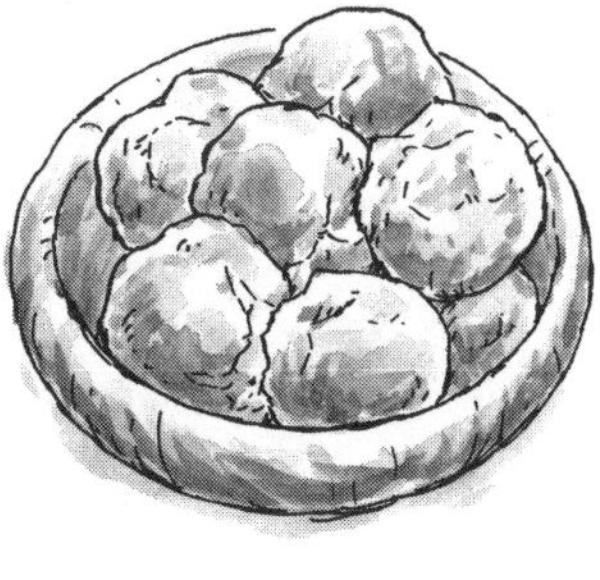

材料
（15個分）

小麦粉 250g　ベーキングパウダー 大さじ1/2
ピーナツバター 大さじ1/2　マーガリン 25g　薬膳みそ 大さじ1/2
三温糖（なければ普通の砂糖） 125g　卵 2個　生クリーム 大さじ1
揚げ油 適宜

＊作り方＊

①小麦粉とベーキングパウダーをふるっておきます。

②①をボールに移し、ピーナツバター、マーガリン、薬膳みそを加えて泡立て器ですり込むように混ぜ合わせます。

③別のボールで卵、三温糖、生クリームを泡立て器で混ぜ合わせます。

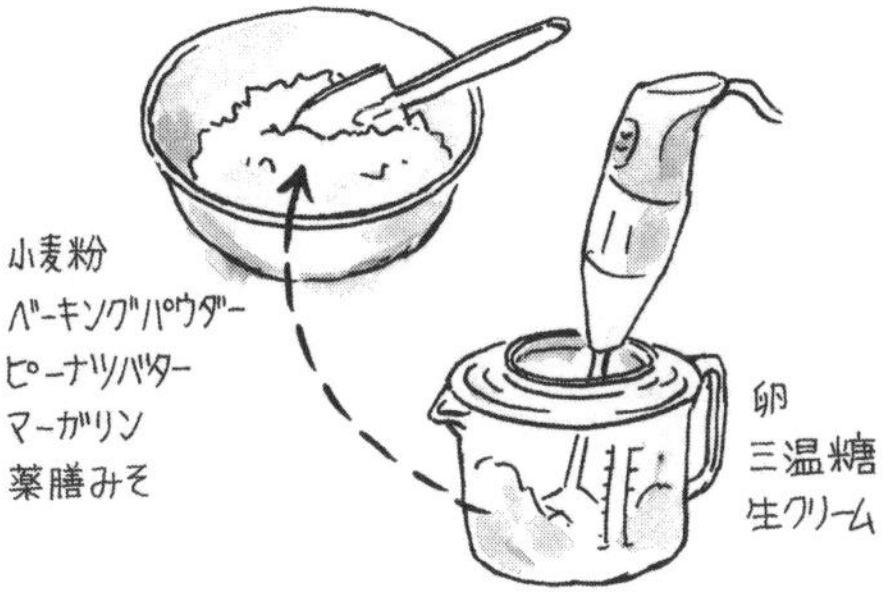

④②に③を入れ、さっくりと合わせます。

⑤鍋に深さ３～５cmになるように揚げ油を入れ、140～150℃に熱します。④を15等分にしておたまなどで流し入れ、フタをしてふっくら揚げるのがコツ。先端がチューリップの花のような状態に開き、きつね色になるまで揚げましょう。

Okinawa Slow Food & Slow Life

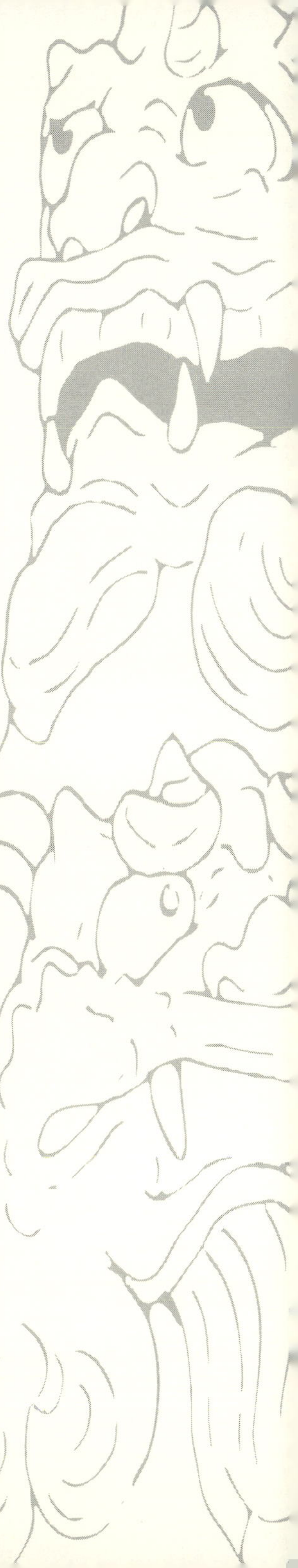

PART 3

薬膳みそが
どうして素晴らしいのか
お話ししましょう

現代医療だけに頼っていられない時代が来た

知念さんのお話はいかがでしたか。とても具体的な内容で、すぐにでも味噌作りにチャレンジしたくなってしまったのではないでしょうか。

ここからは私・伊藤が引き継ぎ、〝薬膳みそ〟に含まれる有効成分についてご説明したいと思います。でもその前に、現在の私たちが置かれている生活環境をざっと振り返ってみることにしましょう。

文明の発達により、18世紀以降、私たち人間の現代生活はみるみる便利になりました。例えば食生活の面１つをとっても、日本には世界中のさまざまな珍しい食物がふんだんに集まってきます。ほんの１００年前に食糧難の時代があったことなどウソのようです。

地球上の生物の中で人類のみが繁栄を続けるのは、食物を十分に供給できるようになったことが最大の理由であると私は考えます。かつては日本でも身分や貧富の差が大きく、一般庶民は常に餓えているのが普通でした。

しかしそんな状況の中でも人々は子孫を増やし、今日の繁栄をもたらしました。その原動力となった食品の代表格が米、麦、粟、稗、豆などの〝穀物〟です。低脂肪でありながら優れたエネルギー源となる穀物を、日本人は何代にもわたって主食として摂り続けてきました。そして、少ない栄養でも生きられるような効率の良い体質を持つ人が徐々に増え、その力で食糧難時代をも生き延びた人々の子孫が今日のような長寿国ニッポンをもたらしたのです。

ただし、栄養摂取の効率が良い体質の人は言い換えれば栄養を蓄積する能力が高いため、そうでない人と同じものを同じように食べていても吸収率・利用効率が大きく異なります。食物が豊富な現代の場合、その体質は肥満を招きかねません。ですから肥満しやすい人は本来、飢餓に強い優れた体質の持ち主とも言えるのです。

話が少し逸れましたが、そのように私たちは恵まれた食環境の中にあります。

一方では社会整備も進み、安全な水の供給や下水処理ができるようになりました。電気やガスは使いやすいエネルギーとして供給され、薪や炭火で煮炊きする苦労はすでに遠い過去のものです。

清潔で便利な社会が実現したおかげで伝染病は減り、優れた医療施設が各地に存在するようになったため長生きできる人の数も増えました。

これらは日本が文明国として目指してきた方向性に合致したものと言えます。日本はこうした社会の実現を目標にして努力を続け、その結果、今日の状況をめでたく手に入れたのです。私には常々「安全な、いい時代に暮らしているなあ」という実感があります。

しかしながら、健康に関しても生活環境同様、問題がなくなってきたかと言えば、決して首肯することはできません。それどころか問題は、以前よりも多種多様な形で、山積み状態になっているのではないでしょうか。

医学の発達と清潔な衣食住の環境によって、腸チフス、コレラ、結核などの細菌性の伝染病は確かに激減しました。けれど病院へ行ってみれば患者さんの数は減るどころか、年々増え続けています。すし詰めの待合室で待たされている患者さんの姿を見ると、体の具合が悪いから病院へ来ているのに、これではかえって容体を悪くしてしまうのではないかと心配になるほどです。

伝染病が減ったというより、病気の種類が昔とは変わったと考えた方がいいのかもしれません。もっと言えば、現代人が罹りうる病気の数は以前より間違いなく増加しています。

今から２００年ほど前の地球上には、ガン、脳卒中、心臓病といったいわゆる生活習慣病の人がほとんど皆無でした。Ｏ－１５７感染症はいかにも文明国らしい病気と言えます。食料の流通がグローバル化したことと関連して、ＢＳＥ（牛スポンジ脳症）や鳥インフルエンザなどの恐怖が身近なものとなりました。

さらに飛行機の普及で人の移動と同時に病原体の出入りも容易になったことで、世界中に広がっていった病気も多くあります。その典型例として挙げられるのが、元はアフリカの地方病だったエイズであることはご存知の通りです。ほかにも花粉症やアトピー性皮膚炎など、ほんの50年前には聞かなかった新しい疾病が数えきれないほどあります。

「現代医学のみに頼っているのは間違いではないか」

「医療はもっと幅広く、患者さんの生活全般に関わりながら健康を希求するべきではないか」

そうした声が近年、とみに強まっています。

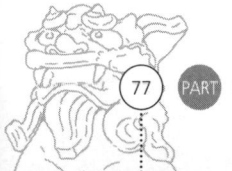

もちろん、現代医学が絶大な力を発揮する領域は今も存在します。

例えば救急治療は、医療の面目躍如とも言える分野です。事故でケガをした時や脳卒中で倒れた時など、一刻を争う場面でなされる救命処置は多くの命を救います。

また生活習慣病をはじめとする慢性疾患においても、診断の技術は目覚しい進歩を遂げました。かつてのX線撮影主体の診察からCT（コンピューター断層法）、MRI（核磁気共鳴像診断）、エコー（音波探知診断）、そしてPET（ポジトロン断層撮影法）へと、各種の診断機器が発達を続けています。個人差の壁をクリアすべく、新しい分野である遺伝子診断も急速に発達してきました。内視鏡の発達・外科学の進歩もあります。

しかし、慢性疾患の治療においては、残念ながら、必ずしも救急治療などと同様の進歩に成功したとは言えません。慢性疾患は、現代医学が最も不得意とする分野です。その患者さんの生活習慣や生活環境、遺伝的な体質、精神的ストレスなどさまざまな要因が関与して、複雑な起こり方をする種類の病気が多いからです。

そうした状況の中、栄養学や世界各地の伝統医学、場合によってはそのほかの代替療法も網羅した〝統合医療〟を目指そうという動きが、最近になってようやく芽生えてきました。現代医学が得意とする分野はそのままに、不得意な分野は中医学や栄養療法など、現代医学（＝西洋医学）以外の理論と方法を取り入れて疾病を治療しようというものです。まだまだ現代医学界あるいは一般社会の理解度が低いためあまり普及していませんが、私は「20世紀の〝力ずくの医療〟への反省から生まれた新しい考え方ではないか」と大いに期待を寄せています。

いずれにしろ現在の状況を見れば、病気が医薬だけで治せるものでないことは明らかです。今までの医療は、現代医学の医師主体で行われてきました。しかし医者は、体の修理屋さんではありません。病気を治す原動力は自然治癒力――自らの体内の「治そう」とする力です。医療は結局それを補助することしかできず、その点が医療が自動車など機械の修理工場とは違うところなのです。

これからは治療を受ける側が「病気は自分が主体的に治す」という基本的な姿勢と、それを実行するための知識や意欲を持つことが大切になるのではないでしょうか。病気になるのもそれを治すのも、つまるところ自分

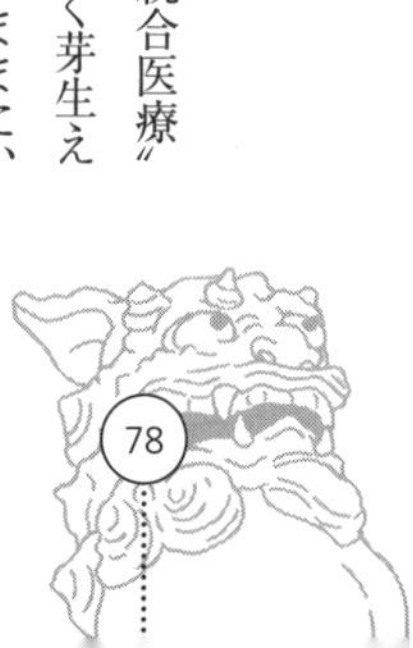

自身の体です。医者を病気の診断や治療、経過など判定する〝助言者〟と考え、伝えられたインフォームドコンセント（治療の了解を求めるための説明）を十分に理解し、自分が納得する方法を選び取って治療を受ける時代がやってきたのだと思います。

毎日の食事で自分の健康を守ることができる

医薬だけに頼ってはいられない時代が来たのだとしたら、私たちはどんな方向性で、どのように自分の健康を守っていけばいいのでしょうか。

ガン、脳血管障害、心臓病、糖尿病、高血圧症などの生活習慣病を含む慢性疾患は、前述のように生活習慣や生活環境、遺伝的要素、精神的ストレスなど、さまざまな要因が複雑に絡み合って誘発されます。

ことに大きな影響力を持つのが運動量と食生活です。運動不足は生活が便利になったせいで、体を使うことが減ったと考えられます。自家用車の普及で歩く機会が減り、エレベーター、エスカレーター、動く歩道なども一般的になりました。家電製品の発達により、掃除、洗濯、炊事といった家事も昔より数段ラクになったと言われます。

そして食生活はお母さんのおなかの中にいる胎児から、お年寄りに至るまで、食事で栄養補給をしているすべての人に影響を与えます。私たちの体――骨も臓器も血管も脳も皮膚も、すべてはその人が摂取した栄養素によって作られ、新陳代謝を繰り返し、今ある状態を維持しています。

私たちの体を構成している物質は、およそ2年間でまったく新しいものに入れ替わります。これを「ターンオーバー」と言います。2年以上前にあった体（ハードウエア）は現存しません。残り続けているのは脳に刻まれた記憶（メモリー）と免疫情報、遺伝子のＤＮＡに刻まれた情報（ソフトウエア）ぐらいと言えるでしょう。

新しい体を作るのは、毎日摂っている食事です。今の体はここ2年間に摂取した食事の内容で作られているのです。体に悪いものを食べれば疾病が起きやすく、体に良いものを食べれば健康を保ちやすい。とても簡単で明確な道理でありながら、多くの人がそのことを忘れているような気がしてなりません。

食事内容について過去を振り返ってみると、かつて日本の食事は低カロリー、低脂肪、高炭水化物が一般的でした。米などの穀物で炭水化物を多めに摂り、動物性脂肪は肉類より魚介類が中心。タンパク質は大豆など植物性のものが豊富にあり、野菜や海草なども日常的にたくさん摂っていました。

１９６０年代以降、日本の食生活は欧米化が進んだ結果、高カロリー、高脂肪の内容に移り変わりました。野菜や海草を食べなくなったせいでビタミン、ミネラル、食物繊維などが不足しがちになり、反対に、体に良くない添加物を含んだ加工食品の摂取が増えました。生産過程での農薬の使いすぎやエサの粗悪化も問題視されています。

昔とは大きく変わった現代に生きながら、その環境すべてに逆らって暮らすのは不可能なことです。農薬や食品添加物を一切排除しようと思ったら、今の時代、食べるものがなくなってしまうかもしれません。

しかし、できるだけ体に悪そうなものの摂取を減らすこと、代わりに体に良い食材を選んで摂ることは可能なはずです。例えばインスタント食品や、原材料がはっきりとわからない加工食品はなるべく食べないこと。脂肪の摂りすぎに注意して、野菜や海藻類を積極的に摂ること。ビタミンやミネラルをバランス良く補給すること。毎日の食事の内容に少しだけ気を遣えば、誰でもその分、慢性の病気から身を守ることができます。

また、特定の効果を期待して食品を選ぶこと、つまり食品の機能性成分を利用することも可能です。「梅干は体に良い」「シジミの味噌汁を飲むと二日酔いが治る」「滋養強壮にはニンニクが効く」といった言い伝えは、日本のみならず、世界各地に古くから存在しました。現代ではそれらの言い伝えの根拠が、多くの研究者によって機能性成分の分析という形で科学的に解明されつつあります。

つけ加えておくと、梅に含まれるクエン酸などの有機酸は、疲労の原因となる乳酸の発生を抑え、乳酸分解を促す働きを持ちます。

シジミのエキス中には、胆汁酸の分泌を促すアデノシンが豊富に含まれています。強肝アミノ酸のタウリン、メチオニン、シスチンなどは衰えた肝臓の活性に効果的です。

ニンニクには特有の強いにおいがありますが、このにおいの根源であるアリル化合物に、疲労を回復して体調を整える力が隠れています。

同じように、「ガンに効く」と言われる食物の研究も数多く行われてきました。

私が琉球大学に赴任した昭和47（１９７２）年当時、世間では紅茶キノコの流行など、キノコブームが全国的に広がっていました。「サルのコシカケがガンに効く」という話から始まり、マツタケ、エノキダケ、シイタケ、マイタケ、カワラタケ、シメジなど、キノコ類の持つ抗ガン作用が大きな関心を呼んでいたのです。

ちょうどその頃、私は食用のシイタケ栽培をしている親戚から相談を受けました。「シイタケ栽培の雑菌として生えるカイガラダケというキノコがあるのだが、最近、買いに来るお客さんがいる。こんなものを買ってどうするのかと尋ねたら『これはガンに効くのだ』と言われた。本当かどうか、調べてもらえないだろうか」と言うのです。

そこで私は、カイガラダケの抗ガン性の研究に取り組んでみることにしました。具体的には熱水抽出液を作り、ガンを移植したマウスに投与するという実験です。ところが並行して関連文献を調べた時、ある重要なことに気づきました。キノコ類の抗ガン作用についてはそれ以前から国立がんセンターなどの機関が精力的に研究を進めており、私が調べようと思っていたカイガラダケのガン阻止率も、既存の研究論文の中にはっきりと明記されていたのです。この分野に取り組むのが初めてだった私は、そのことを知らずにあやうく研究に没頭するところでした。

研究者であれば誰でも、他者がまだ解明していないことを自分の手でつきとめたいという欲求があると思います。私もせっかく研究するのなら誰かの二番煎じではなく、まだ手つかずの素材を使って新しい作用機序の発見に貢献したいと考えました。

そうして各種の論文や研究書を読みあさり、ライフワークのテーマとして選んだのが穀物という素材です。昔から「玄米は体に良い」と言われています。どのようなところにその効能の秘密があるのか、玄米だけでなく穀類全般と比較対照しながら、主に抗ガン成分について調べてみようと決意しました。

そもそも ガンとはどんなもの？

抗ガン成分を中心に研究しようと思ったのは、ご存知の通り、ガンが現代最大の悪病であり、その効果的な治療法や予防法がいまだ発見されていない状況にあるからです。

厚生労働省発表の『人口動態調査』にある「主要死因別にみた死亡率（人口10万対）の年次推移」を見ると、１９８１年以降、日本人の死因の第１位はずっとガン（悪性新生物）が占めています。ちなみに１９４９年までの１位は肺炎および気管支炎、１９５０〜１９８０年の１位は脳卒中（脳血管疾患）でした。効果的な治療法や救急処置技術が発展して死亡率が低下した肺炎・気管支炎や脳卒中とは対照的に、ガンは依然として発症率もそれによって命を落とす率も上昇し続けているのです。

早期発見でガンをすべて切除でき、再発もなく天寿をまっとうできるのは幸運な方と言わざるを得ません。特に進行ガンの場合、早く発見しても手術で完全にガン細胞を切除することができない症例がほとんどです。

そんな時は抗ガン剤投与などの化学療法や放射線療法で根気よく治療を続けるのが一般的ですが、完治するのは残念ながら、ごく少数の患者さんに限られています。治療の副作用に耐えつつわずかな延命効果を受け、やがて衰弱して患者さん自身もご家族も力尽きて別れの時を迎えるというのが厳しい現実です。

いったいガンは、どうして起きるのでしょうか。

ガンとは簡単に言うと、成熟傾向に乏しい未熟な細胞が無限に増殖する病気です。

ひどく悪質な不良少年・不良少女たちが、体内という社会の中に増え続けていると思ってください。彼らは成熟した大人になることを拒み、社会常識や社会秩序をことごとく無視して勝手に生きようとします。彼らが街を無法地帯にすれば、街全体が崩壊して社会的機能を果たさなくなってしまいます。このたとえ話は「ガンの社会学」と呼ばれる有名なものです。

もう少し具体的に説明しましょう。

私たちの体を構成している60兆個以上の細胞のうちの１つが、ある日突然、遺伝子レベルで障害を受けてガン細胞に変異します。そのガン細胞が増殖を繰り返し、正常な身体の組織を蝕んでしまうのがガン（悪性新生物、悪性腫瘍）という病気です。

細胞のガン化を促す物質を「発ガン物質」と言います。発ガン物質は大きく分けて化学発ガン物質（水や食物の化学物質、タバコのけむり、焼けこげなど）、物理学的因子（放射線、紫外線、熱傷など）、生物学的因子（腫瘍ウイルス、ピロリ菌、カビ毒を有する菌類など）の3種類に分けられます。

発ガン物質の種類は無数にあり、現在もなお新たに発見された発ガン物質が増加中です。しかしこの「発ガンを促す物質は無数にある」という事実は、裏を返せば、「それらによってガン化するような個人の体の中にこそ原因がある」と言えないでしょうか。

正常な細胞が突然ガン細胞に変異する理由については諸説ありますが、現在のところ、人間の細胞にはもともと、ガン化する可能性を持つガン遺伝子が組み込まれているという説が有力のようです。

ガンを患った患者さんの家族歴を見ると、ガン家系とも言える遺伝的素質があることはよく知られています。ガン自体は遺伝する病気ではありませんが、ガンになりやすい体質が遺伝するのだと思われます。最近の研究によると特に乳ガンの発生には、ほかの部位のガンに比べて遺伝的要素が大きく関係していることがわかってきたそうです。

またガンの多い家系をたどってみると、母親とその娘、孫娘へと、ガン発生の中心線が浮かび上がってきます。「いわゆる〝おふくろの味〟の継承がガンを多発させる要因になっているのではないか」という内容の研究発表もありました。塩分や脂肪の過剰摂取など、ガン発生を促すと言われる食生活のパターンは数多く存在します。

ガンの原因の究明については、昔から多くの国のあらゆる研究機関が懸命になって取り組んできました。1つの例として「ガン予防14ヵ条」を紹介しましょう（次ページ参照）。

この内容は、世界がん研究財団とアメリカがん研究財団が1997年に発行した『食品と栄養とガン予防：世界的見地から』というレポートの結論に基づいてまとめられています。現在、最も信頼できるガン予防策としてメディアでも盛んに取り上げていますので、すでにご存知の方も多いかもしれません。

図② ガン予防14ヵ条

米国がん研究財団『食品・栄養とガン予防』を元に作成

① 食事は植物性食品を中心にする。野菜、果物、豆類、精製度の低いデンプン質の主食など、多種類の食物を摂ること。

② 体重はBMI 18.5～25を維持して肥満を避ける（注・日本では【体重（kg）÷身長（m）の2乗】の数値とされています）。

③ 1日1時間の早歩きと、1週間に計1時間の強めの運動を行い、体を動かす習慣を保つ。

④ 野菜・果物を1日合計400～800g摂る。

⑤ 野菜・果物以外の植物性食品として1日に計600～800gの穀類・豆類・イモ類・バナナなどを摂る。

⑥ 飲酒は勧められない。アルコール類は男性で1日2杯（ビール500ml、ワイン200ml、ウイスキー50ml、日本酒1合）、女性は1日1杯以下に控えること。

⑦ 赤身の肉（牛肉、羊肉、豚肉など）は1日80g以下に抑える。

⑧ 脂肪の量は総エネルギー量の15～30％の範囲にとどめる。特に動物性脂肪は控え、植物油を使用する。

⑨ 塩分は1日6g以下に抑える。香辛料やハーブ類を用いるなど、減塩のための工夫をすること。

⑩ カビ毒に注意する。食べ物を常温で長時間放置することは避け、カビが生えたものは食べないこと。

⑪ 腐りやすい食品は冷蔵庫または冷凍庫で保存する。

⑫ 食品添加物や残留農薬に注意する。ただし適切な規制のもとでは、添加物、汚染物質、その他の残留物は特に心配はいらない。

⑬ 黒こげの食べ物は摂らない。直火焼きの肉や魚、梅干、燻製食品は控える。

⑭ 栄養補助食品は、以上の勧告を守ればあえて摂る必要はない。

なお、この中に「タバコを吸わない」という項目はありません。作成者は、タバコの発ガン性はすでに明確になっているため、あえて加える必要はないとしています。

1条ずつ詳細を見ていくと、今後さらに研究を進めなければならない部分もありそうですが、ガン発生を防ぐために食生活で自衛していく場合、これらの内容は一定の目安として役立つのではないでしょうか。

またほかにも、強いストレスを感じながら生活している人はガンが発生しやすいようです。おそらく、強いストレスが代謝異常や免疫力の低下を引き起こすためだと思われます。

いずれにせよガンを患ってしまうのは、食事の内容、生活環境、精神的ストレスなどの影響によって、体が本来持つはずの「ガン発生を抑える力」を失っているからです。私たちの細胞の中には、ガンを抑制する遺伝子もきちんと存在しています。しかし体内の活性酸素の増加などでその抑制力が弱まると、ガン細胞が無秩序に増えてガンを発症してしまうのです。

体がガン細胞の発生・増殖を防ぐ確かな機序を備えていれば、現代最大の悪病と言われるガンも恐れることはありません。その機序を維持するために役立ててほしいのが、本書でご紹介する〝薬膳みそ〟です。

それでは〝薬膳みそ〟の有効成分と作用機序について、詳しい説明を始めることにしましょう。

〝薬膳みそ〟の有効成分 ——①玄米について

医者や医薬が治せない病気でも食事で治せることがあるという事実を、昔の人は言い伝えや自らの体験によってよく知っていました。病人食として用いられた玄米粥もその1つです。玄米粥は洗った玄米を狐色になるまで煎り、多めの水を加えて粥になるまで煮込んだものです。重湯ならどんなにひどい胃腸の病気を持った人でも、無理なく食べることができて重宝されたと言われます。

1年前、私はテレビで、あるガン患者のグループの方々が玄米食を続けているという報道番組を見ました。医者に短い余命を宣告された末期ガンの患者さんが、毎日玄米を食べ続けることで数年、人によっては十数年も延命しているという内容でした。現代医学の常識からすれば奇跡としか言いようのないことでしょうが、これが奇跡や偶然ではなく、はっきりとした理由に基づいて起きていることを私は証明することが出来ました。

そもそもガン細胞は増殖する過程において、正常な細胞とはまったく異なる特殊なエネルギー代謝を行います。中でも特徴的なのが旺盛な増殖に特異的に伴う糖代謝です。ガン細胞は正常な細胞より数倍も多く、糖をエネルギーとして摂り入れて細胞を分裂させていくのです。

ちなみに最近、ＰＥＴ（ポジトロン断層撮影法）というガンの新しい診断法が開発されて話題を呼びました。これはブドウ糖に微量の放射性フッ素をつけたＦＤＧという薬などをガンの部分に集め、その薬剤でガンの状況を調べる診断法です。普及すればガンの発見率が4～5倍は向上するとされています。手術後の再発の診断には特に力を発揮し、臓器内の深いところにできたガンの発見や、ガンの広がり具合を診断する時にも役立ちます。ガン細胞が糖を急速に取り込む性質をうまく利用した、画期的な診断法と言えるでしょう。

しかし残念ながら、この糖代謝の性質を利用したガンの治療法や治療薬はまだ開発されていません。

ごく簡単に考えるだけで、「ガン細胞の糖代謝を妨げれば、ガンの発病を回避することができるのでは？」と誰でも想像がつくだろうと思います。しかし増殖エネルギー代謝はガン細胞だけでなく、全身に存在する正常な細胞を健康に保つためにも不可欠です。ガン細胞の糖代謝だけを選択的に遮断し、正常な細胞のエネルギー代謝はそのまま維持させるような方法がこれまで見つからなかったのです。

ところが玄米のいわゆる米糠の部分には、それを実行する成分が含まれてたのです。不飽和アミノアルコールのスフィンゴ糖脂質とポリペプチドからなる〝ＲＢＦ〟という物質です。昭和50（１９７５）年に玄米の研究を始め、その存在を発見した私が命名しました。

〝ＲＢＦ〟は分裂しようとするガン細胞の糖代謝を攻撃し、代謝エネルギーを急激に発熱させ、エネルギーを使い切らせてしまいます。この作用は「脱共役」と言いますが、つまり、〝兵糧攻め〟と言ったら良いでしょうか、ガン細胞が生きていくために必要なエネルギーを熱に変えてしまい、無駄に使わせることで、エネルギーを補給できなくさせるのです。そうするとガン細胞はＤＮＡが

図③ガン細胞にRBFが作用した結果、アポトーシスが誘発される様子を示す写真

アポトーシスによるDNAの障害部分が明るく光る点として見られ、RBFの濃度の増加に応じて光った部分が大きくなる。

対 照 群

BFF　100 μ　g/ml

RBF　200 μ　g/ml

RBF　300 μ　g/ml

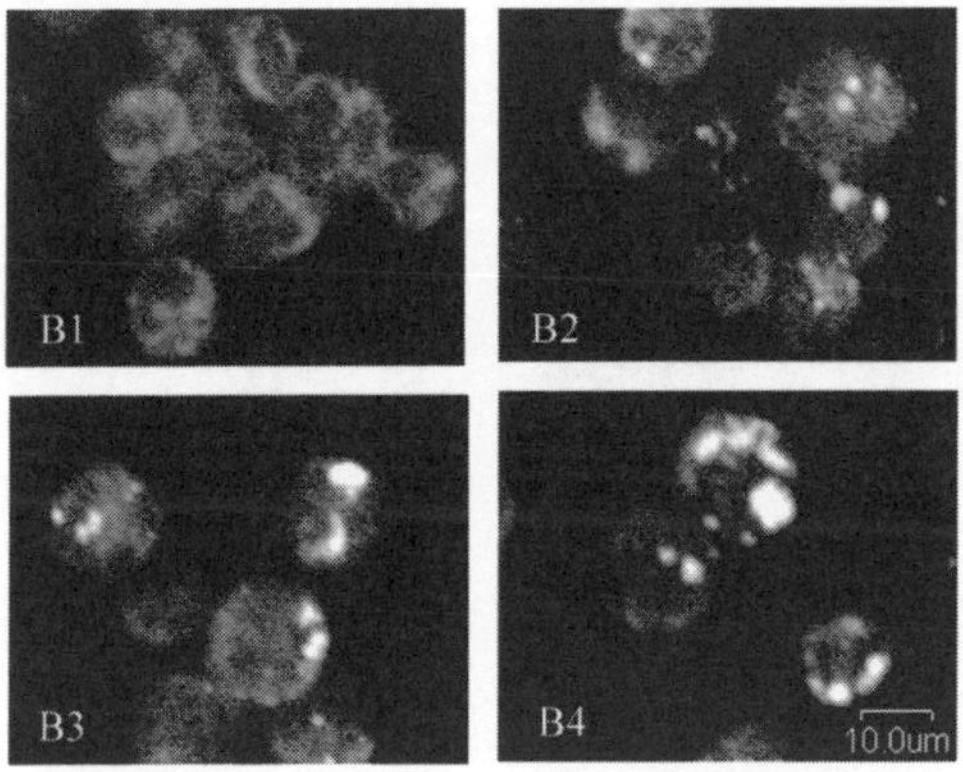

断ち切られ、分裂できなくなります。こうしてガン細胞を、死（アポトーシス）に導くプログラムが働くというわけです。ガン細胞が、細胞分裂誘導分子によって刺激を受けた状態になった時、ＲＢＦによる脱共役作用でアポトーシス誘導因子が大量生産されます。そうしてＤＮＡが細切れに分解されるのです（図③）。

そうしてガン細胞が死ぬと、掃除屋である大食細胞（マクロファージ）がたくさん出現し、その死骸を食べてしまいます。後には線維組織の増加だけが起こり、やがてガンはきれいに消え去ります。

しかもＲＢＦは、正常な細胞のエネルギー代謝にはまったく害を及ぼしません。したがってガン細胞だけを死滅させ、それ以外の細胞を健康な状態に維持することができます。

前述の通りこのような作用機序の抗ガン剤というのはまだありません。ただしよく知られている脱共役作用のあるものにジニトロフェノールという物質があることは知られていますが、〝ＲＢＦ〟にもそれとまったく同じ作用があることを、実験の結果確認しました（図④参照）。

また、玄米にはもう１つ、ＲＢＡという抗ガン成分が

図④RBFとDNPのエネルギー代謝実験

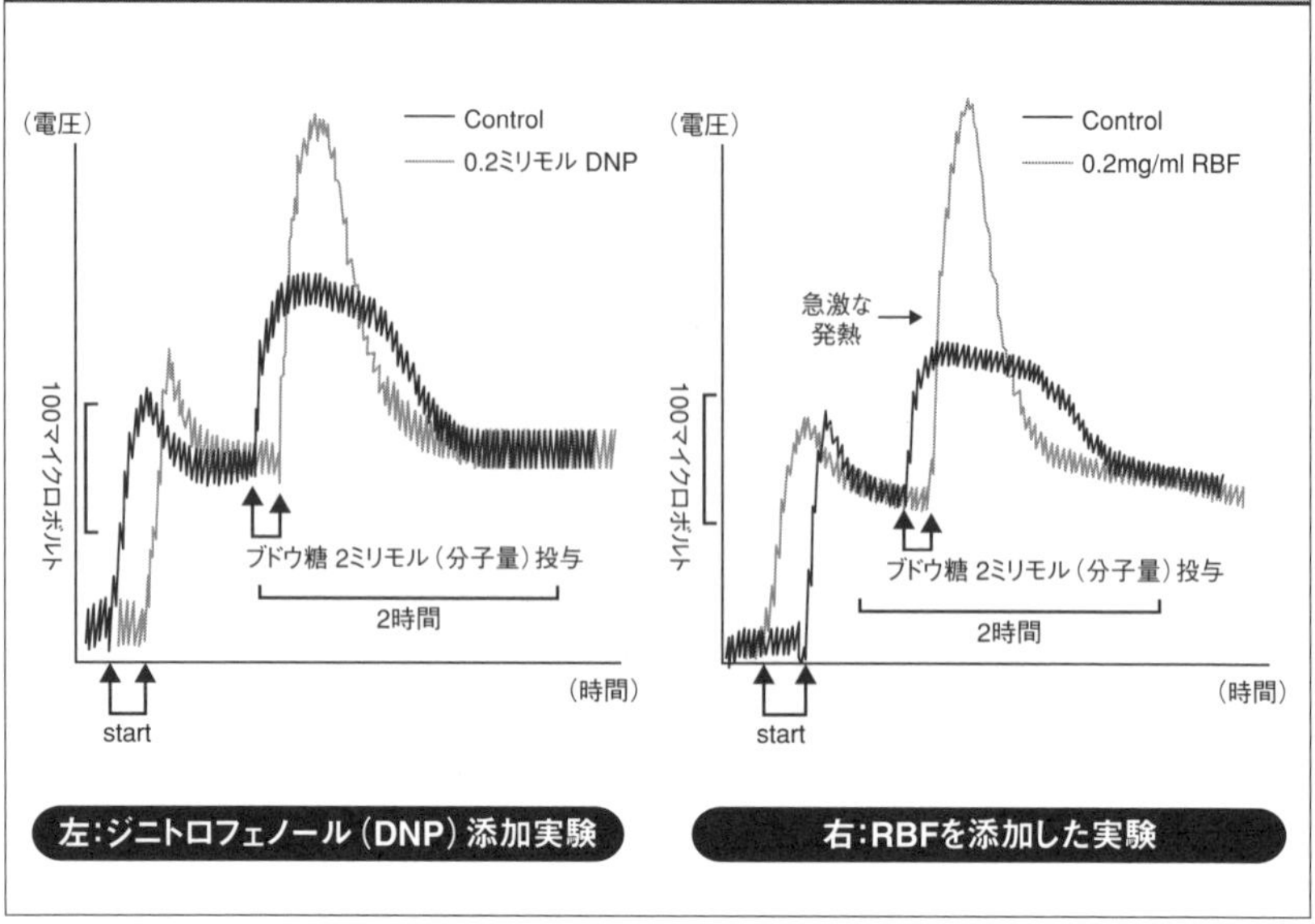

左:ジニトロフェノール（DNP）添加実験

右:RBFを添加した実験

含まれています。こちらは多糖類（α－グルカン）の一種で、玄米に水を加えて高熱で処理する過程に得られます。ＲＢＡという名も私がつけましたが、のちに製薬化を目指した際に共同開発を担当してくれた㈱サッポロビールの研究所は、バイオ技術での製造に成功して新たに〝ＲＢＳ〟と命名しました。

この〝ＲＢＡ〟は免疫系統を活性化して、ガンを縮小させる作用を持ちます。抗ガン作用のある多糖類と言えば、サルノコシカケ科やシメジ科のキノコ類に多く含まれるβ－グルカンが有名です。α－グルカンであるＲＢＡもβ－グルカンと同様に、免疫細胞を刺激し、免疫能を向上させることで強い抗ガン力を発揮します。

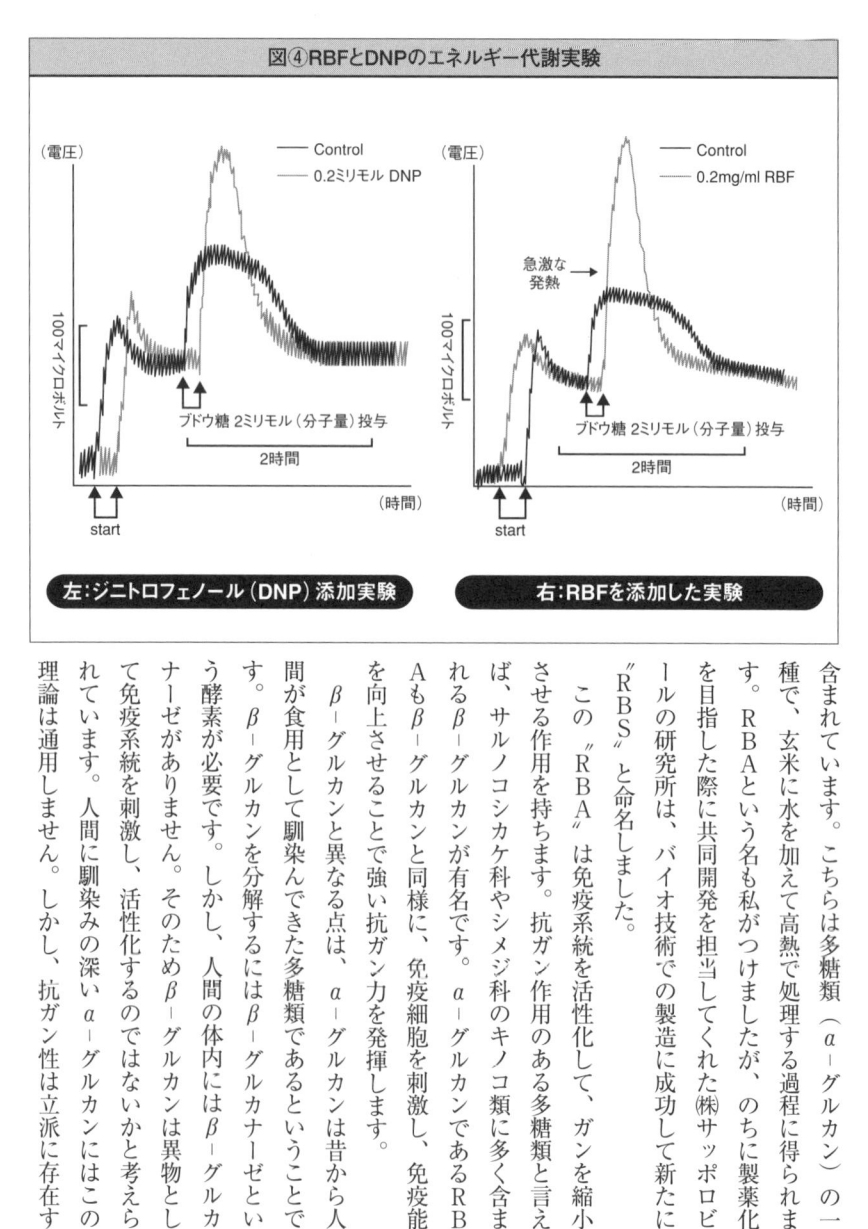

β－グルカンと異なる点は、α－グルカンは昔から人間が食用として馴染んできた多糖類であるということです。β－グルカンを分解するにはβ－グルカナーゼという酵素が必要です。しかし、人間の体内にはβ－グルカナーゼがありません。そのためβ－グルカンは異物として免疫系統を刺激し、活性化するのではないかと考えられています。人間に馴染みの深いα－グルカンにはこの理論は通用しません。しかし、抗ガン性は立派に存在す

るのです。

これらの玄米の抗ガン成分については、ガンを皮下移植したマウスへの投与で有効性を確認できました（図⑤参照）。有用成分だけの抽出には米糠が好都合ですが、米糠自体は食品には向きません。また、少し古くなると酸化をしやすいので要注意です。それに対し玄米は生きていますから、無駄なく有効成分を摂るには玄米が最適です。

近年になって、ガン細胞を死に至らしめるセラミドが玄米に存在することが少しずつ明るみに出始めました。30年近く続けてきた研究と同じ内容がようやく陽のあたる場所に登場してきたかと思うと、私も少なからず感慨を覚えます。今後さらに玄米の作用機序の研究が進み、多くの人が日常で積極的に食べてくれるようになったら、研究者としてこれほど嬉しいことはありません。

図⑤米糠由来分画のガン阻止率

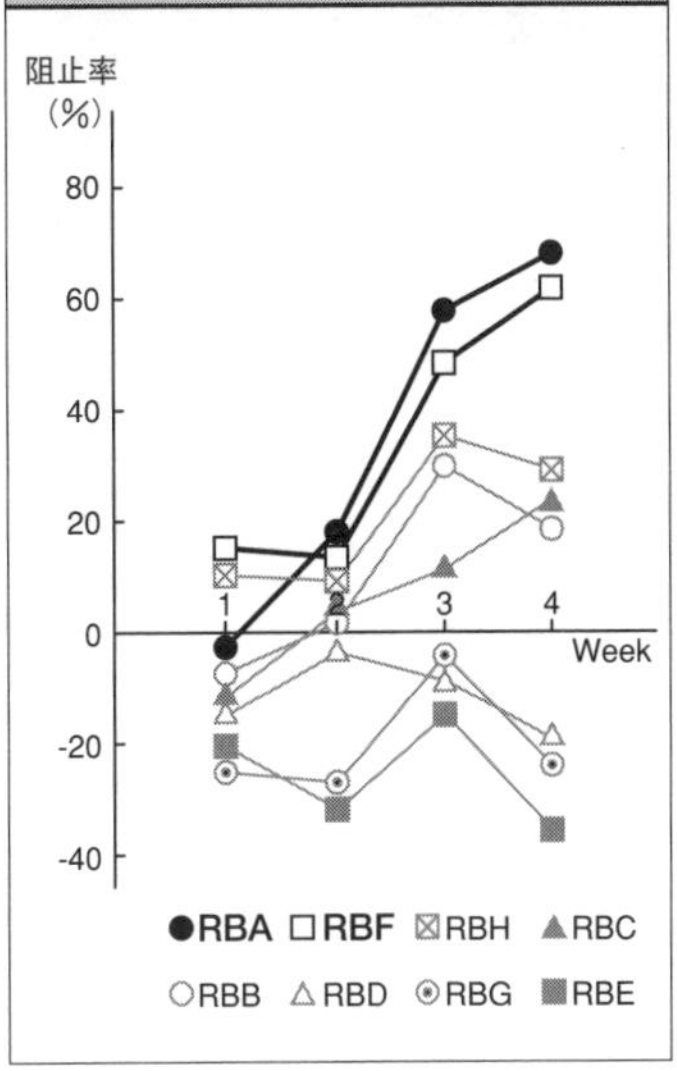

〝薬膳みそ〟の有効成分 ——②ハト麦について

薬膳みその麹には、玄米のほかにハト麦も使われています。

ハト麦は東南アジア原産のイネ科の1年草で、ヨクイニン（薏苡仁）と呼ばれる漢方薬でもあります。滋養強壮、利尿、解毒、鎮痛などに効果があるとされ、日本にも7～8世紀に薬用として渡来したと言われています。江戸時代の医学者、貝原益軒も、大病をした人や産後の女性の体力回復にハト麦を処方したようです。

江戸中期以降は栽培量が増えて飢饉の際の代用食にもなりましたが、近年になって健康食、健康茶としてブームが起きました。

ハト麦がブームになった理由はいくつか考えられます。ハト麦は美肌やイボ取りに効く薬草でもあり、穀類の中ではビタミンやミネラル、タンパク質などを多く含んでいるため栄養バランスが良く、美容効果を期待できること。カロリーは高いが少量でも満足感があり、利尿作用や豊富な食物繊維によってダイエット効果を期待できること。さらにコイキセラノイドという抗ガン成分が発見され、ガンの予防効果が期待できることも人気に拍車をかけました。

コイキセラノイドは、脂肪酸の一種のエステルに分類される物質です。エステルと聞くと人工果実香料の原料を思い出すかもしれませんが、脂肪酸とグリセリンとのエステル（グリセリド）は油脂として多くの動植物の中に存在します。

図⑥ハト麦による肉腫180の阻止率

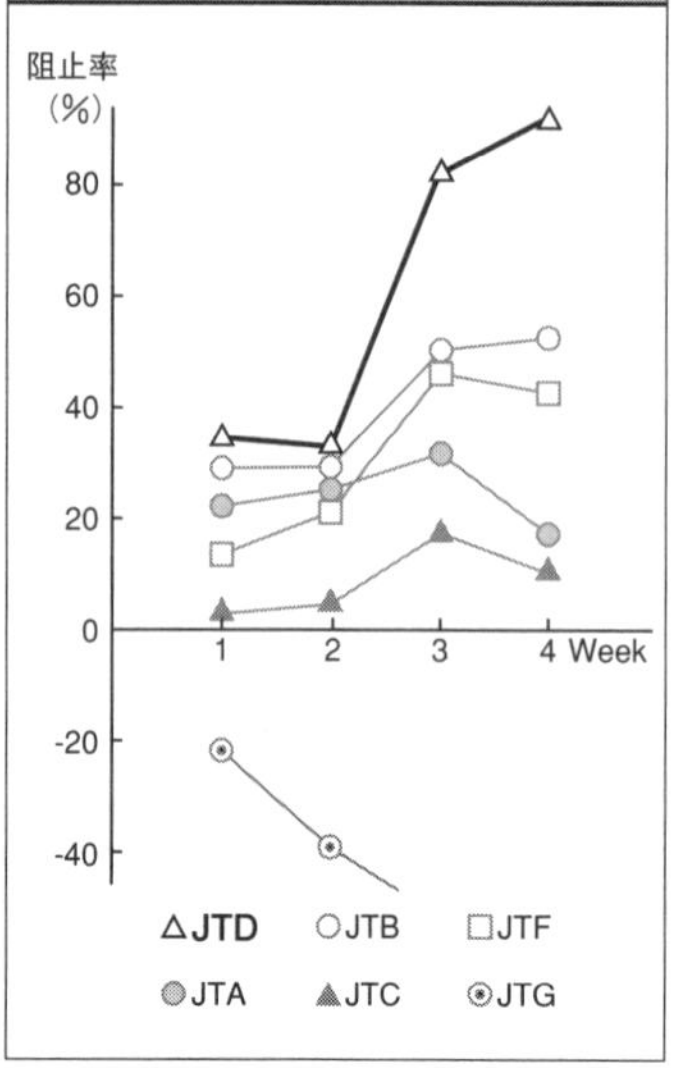

私たちの研究グループは、ハト麦から抽出した液をエタノールで分画、沈殿、溶解を繰り返して暫定的に8つに分け、ガンを移植したマウスに投与して抑制効果を比較しました（図⑥参照）。その結果、エタノール可溶性の分画（ＪＴＤ）が肉腫１８０の移植腫瘍の生長を阻止率約90％抑制するという、最も強い抗ガン効果を示しました。主としてコイキセラノイドを含む分画と考えられます。

マウスにガンを移植した後、各分画を投与した群と無処置の対象群と腫瘍の大きさを測定、増殖程度を比較して阻止率（％）を計算します（１―治療群／無処置群×１００）。ここで言う〝強い抗ガン効果〟とは高い阻止率を指し、移植された腫瘍がほとんど大きくならなかったことを意味しています。このメカニズムは免疫的作用と思われます。

〝薬膳みそ〟の有効成分 ―③ゴマについて

ゴマも薬膳みその麹を作る際に使われています。なぜゴマを入れようと思ったのか尋ねると、知念さんは朗らかに笑って「『ずいずいずっころばし、ゴマ味噌ずい』という歌があるでしょう? 味噌にゴマを入れたら、きっとおいしくなるのではないかと思って」と言われました。おいしく風味豊かになるのはもちろんですが、栄養の面でも、先人の知恵を生かした名案だなあと感心しました。

ゴマは洋の東西を問わず、古くから「体に良い」と言われてきた食物の1つです。「食べる丸薬」「不老長寿の秘薬」、あるいは「酒を飲む前に練りゴマを食べると悪酔いしない」といった言い伝えを、誰でも1度は耳にしたことがあるのではないでしょうか。

ゴマはゴマ科ゴマ属の1年草本です。原産地は定かではありませんが、アフリカのサバンナ地帯という説が一般的です。エジプトやインドでは、すでに紀元前から栽培が始まっていました。

その効用は、ゴマが伝播した地域それぞれの人が感じ取ったようです。世界最古の医学書と言われる古代エジプトの『テーベ・メディカル・パルピス』にも、ゴマの効用についての記述があります。中国では紀元前３００年頃の遺跡からゴマが出土しており、紀元前３００年頃の医学書『神農本草経』には「内臓の機能が傷ついたり、弱り衰えたりした時に効く」「長く飲めばだんだん身が軽くなり、年をとっても老いない」などと書かれています。日本に渡来したのもかなり昔のようで、縄文後期と推定される遺跡からゴマが出土しています。

主成分はオレイン酸、リノール酸、パルチミン酸などの不飽和脂肪酸であり、含油率は50%前後にものぼります。それらの脂肪酸に比べるとごく少量ですが、ゴマにはセサミン、セサミノール、セサモリンといったたくさんの種類のリグナンが含まれています。

リグナンは多くの植物の根、茎、花、種子などにごく少量だけ存在する物質です。ほかの植物中では特筆すべき効果がないため、長い間、食品成分としては注目されていませんでした。しかし、ゴマに含まれるリグナン類には強い抗酸化作用があることが、名古屋大学の並木満夫名誉教授を中心した研究グループによって解明されました。ほかの植物中のリグナン類と区別するため、ゴマに含まれるものは〝ゴマリグナン〟と呼ばれています。

抗酸化作用とはつまり、物質の酸化を妨げる働きのこ

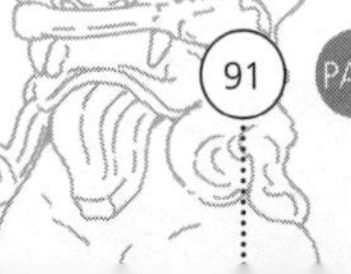

とです。人間の体も、ほかの物質と同じように酸化します。酸化を促すのは、体内で暴れまわる活性酸素です。呼吸の際に体内に入れた酸素のうち、約2％が活性酸素に変わると言われます。この活性酸素こそが細胞を傷つけ、体を老化させる張本人です。

活性酸素は本来、体内に侵入した細菌やウイルスを死滅させ、食品添加物などの有害化学物質を無害化するような働きを持ちます。しかし量が増えすぎると正常な細胞をも攻撃し、私たちの体にさまざまな障害を与えてしまうのです。

体内に発生した活性酸素は大気汚染物質、紫外線、食品添加物、タバコのけむり、残留農薬、過労、精神的ストレスなどによって活性化します。現代人のほとんどすべては、活性酸素を増やす環境に生きていると言えるでしょう。

現在、活性酸素との因果関係が確認されている病気の数は200種にも及びます。もちろんガンもその1つです。活性酸素によって遺伝子が傷ついた場合、各種のガンが発病すると言われています。先に述べた発ガン物質は、活性酸素を大量に発生させるものばかりです。そのせいで体が酸化障害を起こし、正常な細胞の遺伝子を傷つけて、ガン細胞を増殖させてしまうと考えられます。

ゴマリグナンの中でもセサミンは、ガン細胞の増殖を抑制する力を持ちます。ガン細胞の増殖を抑制する物質としてはビタミンEが有名ですが、ゴマリグナンはそれに匹敵するほどの効果を確認されています。

ガン以外にも、老化を防止する、アレルギーを抑制する、血圧の上昇を抑えて脳卒中を防ぐなど、ゴマリグナンの効果は多岐にわたります。その芳香とともに、体を健康に保つ食卓の常備菜として、ゴマ料理を毎日摂ってほしいものです。

なお、ゴマには黒ゴマと白ゴマがあります。中身の栄養価はほとんど変わりませんが、黒ゴマの表皮には、抗酸化力を持つリグナンや、ポリフェノールの一種（タンニン系）と推測される成分が存在します。したがって表皮ごと食べる場合、白ゴマより黒ゴマのほうが強い抗酸化力を期待できそうです。

〝薬膳みそ〟の有効成分 ——④大豆について

味噌の主役はもちろん大豆です。大豆は日本では煮豆、豆腐、味噌、納豆、しょう油などの形で、はるか昔から食されてきた伝統食の代表格と言えます。２月の節分には豆撒きに大豆を使いますが、これも昔から大豆が風邪の発熱、下痢、疲労、倦怠感などの改善に用いられたため、健康と幸せをもたらす食品としてオニ退治にぴったりだと思われたのではないでしょうか。

近年、大豆に含まれる機能性成分の研究が盛んに行われ、その優れた性質が改めて注目を集めるようになりました。各種の効果を確認されている成分は数多くありますが、ここではガンに対する効果を中心にご紹介しましょう。

◎イソフラボン

細胞のガン化とガン細胞の増殖に抑制作用を持つのがイソフラボンです。イソフラボンは、大豆に含まれるフラボノイドの一種です。エストロゲンという女性ホルモンに構造が似ているため「植物エストロゲン」とも呼ばれます。女性ホルモンが減少している場合は代替ホルモンとして作用し、反対に女性ホルモンが多い時は、その作用を抑制する性質を持つと言われています。

細胞がガン化する時、細胞内では遺伝子に変異が生じてチロシンキナーゼという酵素が発現しています。イソフラボンはこのチロシンキナーゼを抑制することで、細胞のガン化を防ぐと考えられます。

また２００３年の６月半ば、「味噌汁に乳ガン予防効果」「１日３杯の味噌汁で乳ガン発生が半減」といった報道が新聞を賑わせました。厚生労働省の研究班が大豆製品と乳ガン発生率との因果関係を10年にわたって追跡調査した結果をまとめ、アメリカ国立ガン研究所の雑誌に発表したのです。

その内容は、岩手、秋田、長野、沖縄の４県に住む40～59歳の女性２万人を調査したところ、味噌汁を飲む量が１日１杯以下の人に比べ、２杯飲む人は26％、３杯以上飲む人は40％も乳ガンの発生率が減少していたというものでした。これは味噌汁に限らず、同等量のイソフラボンを含むほかの大豆製品や大豆そのものでも同じこと

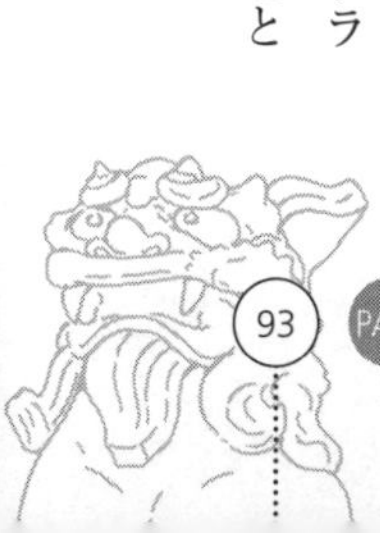

が言えるそうです。

乳ガンは、女性の卵胞ホルモンであるエストロゲンが細胞のガン化を促進すると言われています。私たちの体にはエストロゲンの受容体があり、そこにエストロゲンが結合すると細胞内の遺伝子に信号が送られて、細胞のガン化が促されます。エストロゲンと似た構造を持つイソフラボンがエストロゲンよりも先にその受容体に結合すると、遺伝子への信号は送られません。つまり、イソフラボンがエストロゲンという女性ホルモンの増加を阻害し、細胞のガン化を抑えていると考えられるわけです。

もう１つ、イソフラボンの配糖体であるゲニスチンという物質には、ガン細胞の増殖を抑える効果があります。突然変異で生まれたガン細胞が増殖していく時、必要な血管を新たに形成しなくてはなりません。ゲニスチンはこの血管形成を抑制する作用を持つと言われています。

◎サポニン

サポニンは配糖体の一種で、アミノ酸、脂肪酸、ブドウ糖が複合してできた成分です。いろいろな動植物に広く分布していますが、大豆に含まれるものは通称「大豆サポニン」と呼ばれます。

大豆サポニンは抗酸化作用が強く、ガン細胞の増殖を抑制する働きが報告されています。また血栓のもととなる過酸化脂質の生成を防ぎ、高血圧症や動脈硬化、肝臓障害などの改善にも効果的です。

◎食物繊維

大豆に含まれている食物繊維は全体の約５％です。特に不溶性の食物繊維の割合が大きいため、水分を吸うと豆の形が丸く膨らみます。この不溶性食物繊維は腸の運動を活発にし、万病の元となる便秘を防ぎます。

便秘は食べ物の残りかすだけでなく、農薬や食品添加物といった有害物質をそれだけ長く体内に滞留させることにつながります。特に大腸ガンの恐れがある人にとって便秘は強敵です。排便回数が減ると、発ガン物質が腸内に留まる時間が長くなるからです。大腸ガンは高タンパク、高脂肪、低食物繊維の欧米型食生活によって起きやすいガンだと言われています。

◎フィチン酸

フィチン酸は最近、ガン抑制作用をめぐって注目を集めています。フィチン酸1～2％の水をラットに約40日間与えたところ、発ガン性のある試薬を投与しても発ガンを抑制できたという実験結果も報告されました。

このフィチン酸はイノシトールとリンが結合した物質です。イノシトールは、玄米の米糠部分に多く含まれています。したがって玄米と大豆の組み合わせはフィチン酸を増やし、ガン抑制効果をアップさせることができるのではないかという説があります。

〝薬膳みそ〟の有効成分
――⑤黒大豆について

黒大豆（黒豆）は大豆の一種です。昔から腎臓や肝臓などの機能を高める漢方薬として用いられ、その煮汁は咳やのどの痛みの鎮静に効果があると言われてきました。正徳2（1712）年に書かれた日本初の百科事典『和漢三才図会』には、黒大豆の作用として、肝機能を高める、血液循環を良くする、水分代謝を良くするなどの記述があります。

最近、テレビの健康情報番組が取り上げて以来、黒大豆は品切れで店頭から消えてなくなるほど人気を集めているようです。

主な成分の含有量は大豆（黄大豆）とほとんど変わりませんが、黒大豆にはアントシアニン系のデルフィンフィンという成分が含まれているのが特徴です。

アントシアニンは、ブルーベリーに含まれる青紫色の色素として有名になった物質です。視神経の働きの回復に効果があり、疲れ目や視力低下を改善します。

抗酸化作用も確認されており、ゴマリグナンと同様、活性酸素を除去してガンを防ぐ効果が期待できます。

またそのほかにもコラーゲン安定作用、毛細血管活性作用、循環改善作用、抗炎症作用、抗潰瘍作用、糖尿病性網膜症の予防効果などもあると言われています。

〝薬膳みそ〟の有効成分
――⑥味噌について

最後に「お味噌」そのものにも触れておきましょう。

味噌は昔も今も、日本の食文化の基礎をなしている貴重な食品の1つです。

その起源は古く、飛鳥時代に中国大陸から伝わったとされています。当初は貴族や僧侶など限られた人が口にする高級品でしたが、室町時代に庶民の家庭で自家醸造されるようになりました。そして江戸時代に入るとまもなく、豆味噌の工業生産も始まりました。伊達藩には1645年当時の味噌製造の記録が残っています。

　近年、味噌の機能性成分が科学的に明らかになってきました。機能性食品として見た味噌の第一の特徴は、発酵食品であるという点でしょう。味噌は主原料の大豆を蒸し、麹菌と塩を加えて発酵・熟成させます。この発酵・熟成という過程で、多くの付加価値が生まれてくるのです。

　麹菌は簡単に言うとカビの一種です。麹に米を使用した味噌が米味噌、麦を使用した味噌が麦味噌。ちなみに薬膳みそは、玄米とハト麦とゴマを麹として使います。

　麹菌はいろいろな種類の酵素を生産します。中でも味噌作りに重要な役割を持つ酵素は、タンパク質を分解する酵素（プロテアーゼ）とでんぷんを分解する酵素（アミラーゼ）です。これらに塩が加わると大豆や米、麦など原料の成分が分解され、発酵・熟成という現象が起きます。

　分解されたタンパク質はこの時点で、約60％が水に溶け、約30％がアミノ酸やペプチドになっています。肉、魚、大豆、豆腐などを食べた時は、胃や腸に入ってから初めて、タンパク質が消化酵素によってアミノ酸やペプチドになります。つまり味噌のタンパク質は非常に吸収されやすく、栄養を補給しやすいわけです。

　麹菌は酵素のほかに、乳酸菌や酵母などの発酵微生物を生成します。また、発酵微生物の中にはビタミン類を生成するものも多いため、味噌には大豆にほとんど含まれていないビタミンB_1、B_2、B_6、パントテン酸、ナイアシンといったビタミンが豊富です。

　こうして作られる味噌の酵母や乳酸菌は、味噌のガン予防効果と深い関わりがあるのではないかと言われています。細胞を突然変異によってガン化させるような物質（突然変異原物質）を、これらの成分が除去している可能性が大きいのです。

　1981年、当時の国立がんセンター研究所の疫学部長だった平山雄博士により「胃ガンと味噌汁の摂取頻度の関係」という調査の結果が発表され、全国的に大きな話題となりました。その内容は、味噌汁を食べる頻度が高い人ほど、胃ガンによる死亡率が低いというものでした。特に味噌汁を毎日食べている人とまったく食べない人とでは、食べない人の胃ガンによる死亡率が約50%も高かったそうです。

さらに広島大学の原爆放射能医学研究所は、マウスを使った実験の結果、味噌には肝臓ガン抑制作用があることがわかったと報告しています。自然に肝臓ガンを起こす系統のマウスに味噌10%を混ぜたエサを52週間与え続けたところ、普通のエサを与えたマウスの平均腫瘍数が2・86だったのに対し、味噌のエサのグループは平均1・06と有意に減少していたそうです。

また、大豆の項でご紹介したように、２００３年6月には厚生労働省研究班が「1日3杯以上の味噌汁を飲む人は、乳ガンの発生率が40%減少する」調査結果を発表しています。

味噌はこうしたガン予防効果のほか、コレステロール制御、高血圧の防止、脳卒中の予防、骨粗鬆症の予防、胃潰瘍の防止、老化の予防といった作用が確認されています。昔から「味噌汁は朝の毒消し」という言葉がありましたが、現代科学の進歩により、その根拠が明らかになったと言えるのではないでしょうか。

薬膳みそは、味噌という食品が本来持つこれらの長所に加え、玄米やハト麦やゴマの有効成分を体に摂り入れることができます。玄米、ハト麦、ゴマ、大豆のそれぞれの項で紹介したガン抑制成分は、味噌として発酵させても分解されたり、効果を失ったりはしません。

発酵とは、微生物による糖質の嫌気的分解のことを言います。発酵は生成物によってアルコール発酵、乳酸発酵、略酸発酵などに区別されます。発酵には分子状酸素の関与はなく、酸化は見られません。麹菌が発酵に用いる成分はデンプンの部分であり、ポリペプタイドやタンパク質、糖脂質、多糖類は分解しないからです。

新しい我が家の味を〝薬膳みそ〟で作りましょう

いかがでしたでしょうか。少々難しい点もあったかもしれませんが、これが私が〝薬膳みそ〟と名づけた根拠なのです。これだけのものが、あの茶色いお味噌汁一椀に含まれているのですから、本当に素晴らしいですね。

もちろんお味噌汁だけじゃありません。何しろ調味料ですから、ありとあらゆる物にお使いいただけます。

本書では、知念さんにお願いして、たくさんのレシピを紹介していただきましたが、こんなにいろいろ使えるのか！　と改めて驚いてしまいました。なんとデザートのレシピまであります。ぜひ参考にして、あなたの新しい我が家の味に取り入れてください。

私が子供の頃には、味噌そのものを副食として食卓に並べることがよくありました。先日、スーパーで買った味噌を舐めてみたのですが、最近の市販の味噌は昔と味がだいぶ違います。

私の記憶の中にある味噌は、麹菌の発酵による風味と素材の味わいが絶妙にミックスされ、味噌汁に仕立てても味噌漬けにしても、もちろんそのまま舐めても、素晴らしい旨みがあって料理それぞれを楽しめたものです。

薬膳みそには、そうした昔ながらの味噌の味わいが見事に生かされています。手作りなので防腐剤などの添加物を心配する必要がありませんし、材料のさじ加減で〝我が家の味〟らしく辛みや甘みを調節することもできます。「抗ガン」というだけでなく、健康で豊かな生活を送るうえで、とにかくおススメできる味噌です。ぜひとも取り入れて、「医者いらず」な毎日をお過ごしください。

おわりに――〝食〟の重要さを知らなかった私の失敗

食育研究家・薬膳みそマイスター認定人　知念美智子

伊藤先生という素晴らしいお医者様と出会う以前から、体に良くておいしい食事を考えることは私の長年のテーマでした。

いろいろな方に「どうしてそんなに食事のことを考えるの?」と聞かれます。「家族の体にいい食事を作り続けるなんて、お母さんの鑑《かがみ》ですね」と言われることもあります。

でも実を言うと、私は30年前まで栄養のエの字も知らないダメなお母さんでした。そのせいで長女にはとてもつらい、可哀相な思いをさせてしまいました。

私は結婚後、何回か流産を経験しました。ですから長女を身ごもった時は主治医に体をいたわるように言われ、家事炊事は同居の伯母がかって出てくれました。今思えばとても幸せな嫁だったと思います。

妊娠初期は流産の恐れがあったものの、私はもとが健康体のせいか、つわりがまったくありませんでした。それどころか毎日お腹が空いて空いて、食事の合い間にもコーラ片手にスナック菓子をムシャムシャ食べていました。間食にポテトチップスのようなものばかりお腹いっぱい食べていては、伯母が作ってくれた食事が入らなくなってしまうのは当たり前。そんな生活を続けるうちに、私は見る見る太っちょの妊婦サンになりました。

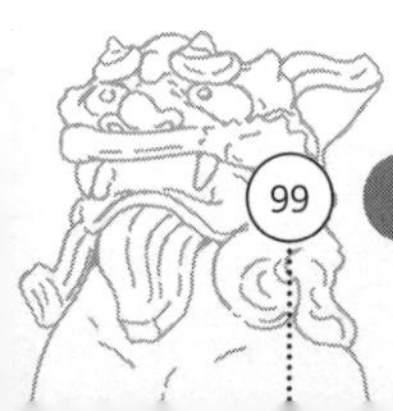

定期健診では「あなたのこのお腹にいるのは三つ子かな？　それとも五つ子かな？」などと言われていたのに、産まれてきたのは２６７０ｇの小さくて青白い女の子でした。とても体が弱く、本当に健康に育ってくれるのだろうかと不安になるほどでした。

この長女は喘息児で、1歳2ヵ月から小学校3年生ぐらいまで入退院を繰り返しました。3歳の頃には大きな発作を起こし、病院で見放されかけたこともあります。

私は出産直後、不思議でなりませんでした。「なぜ、こんなことに？　母体である私はあれほど丸々と健康だったのに……」と。当時の私は栄養に関する知識がまったくなく、体が大きく太っていれば、それが健康な妊婦の証だと思っていたのです。

本当に浅はかなお母さんでした。お腹の中にいる赤ちゃんは、お母さんが食べたものをヘソの緒を通して体に摂り入れます。赤ちゃんの血液も骨も筋肉も頭も心も、お母さんの食べたもので作られるのです。私は長女の体を、スナック菓子とコーラで作ってしまいました。

2年後、私は主人の転勤先の沖縄県名護市で次女を身ごもりました。この時は主人が趣味の釣りで毎週いろいろな魚を持ち帰ってくれたおかげで、新鮮な魚たっぷりの食事を作ることができました。また、私の実家が近かったため、里の父も知人からもらったという鰻をよく届けてくれました（これらの出来事は、後に、沖縄の素晴らしい言葉である〝医食同源＝命《ぬち》グスイ〟について、深くその意味を知るきっかけになりました）。私はそれらをおいしく食べ、長女の時のようにスナック菓子を口にしたりはしませんでした。体重が極端に増えることもなく、その分とても体調が良かったことを覚えています。

そうして産まれた次女は、４０００ｇもある元気な赤ん坊でした。お腹にいる時からとても元気で、主治医に「こんなによく動くところを見ると男の子だね」と言われたほどです。27歳になる今日まで大病も経験せず、明るく健康に育ってくれました。

今年30歳の長女も、今では11ヵ月の男の子を持つ〝お母さん〟です。喘息と闘う少女時代を送らせてしまいましたが、「私が健康になったのも、お母さんの食事のおかげね」と言ってくれます。

弱い体に産んでしまった長女を健康に育てるため、また、2度目に授かった次女を元気な子として産むため、私は栄養のこと、体に良い食事のことを一生懸命に考えて勉強しました。今こうして「お母さんの作る食事の内容で、家族の健康が決まるんですよ。体に良いものを食べさせてあげましょうね！」と読者の皆さまに申し上げるのは、かつての私のような無知な失敗を誰にもしてほしくないと思うからなのです。本書でも告白したように、〝安全〟よりも〝便利〟を求めた若き日の失敗がありました。この失敗を反省し、これからも日本の伝統食品でもある味噌を通して、家族の体に良い、安全・安心の食品を追求していきたいと思います。

そして、伊藤先生が命名してくださったこの〝薬膳みそ〟、実は、現在特許出願中なんです。そしてすでに『沖縄薬膳　華みそ』『美《ちゅら》味噌』として、意匠登録済みです。お味噌を自分で作るのが理想ですが、作ることができない皆さんの食卓にも少しでもお手伝いできたらいいな、と思い、現在奮闘中です。

最後に、出版にあたりまして、伊藤先生との良き出会いを得て、このような本を上梓することができました。改めて伊藤悦男先生に御礼申し上げます。また、様々な場面で助言をいただきました福島康文弁理

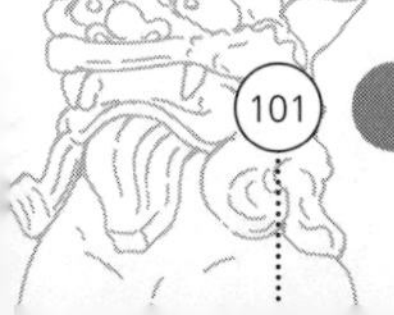

士、現代書林編集部の武藤郁子さん、また長年いっしょに味噌作りをやってきたT社のマネージャーの皆さんに御礼申し上げます。そして最後までおつきあいくださいました読者の皆さん、どうもありがとう！この本を通して、安心できる食卓作りのお手伝いができますことを、心から願っております。

カンタン薬膳《やくぜん》みその作《つく》り方《かた》

2005年 6 月13日　初版第 1 刷
2019年12月20日　　　第 2 刷

著　者 ――――――――― 伊《い》藤《とう》悦《えつ》男《お》・知《ち》念《ねん》美《み》智《ち》子《こ》
発行者 ――――――――― 坂本桂一
発行所 ――――――――― 現代書林
〒162-0053　東京都新宿区原町3-61　桂ビル
TEL／代表　03(3205)8384
振替00140-7-42905
http://www.gendaishorin.co.jp/
カバー・本文デザイン―――― 佐藤ゆかり
本文・カバーイラスト―――― 常葉桃子（しかのるーむ）
図　版 ――――――――― まい・あーと

印刷・製本：広研印刷㈱
乱丁・落丁本はお取り替えいたします。
定価はカバーに
表示してあります。

ISBN978-4-7745-0672-2 C0077